A. Rothenberger (Hrsg.)

Behandlung von affektiven Psychosen bei Jugendlichen

A. Rothenberger (Hrsg.)

Behandlung von

affektiven Psychosen

bei Jugendlichen

W. Zuckschwerdt Verlag München · Bern · Wien · New York

Der Herausgeber:

Prof. Dr. A. Rothenberger
Ruprecht-Karls-Universität Heidelberg
Zentralinstitut für Seelische Gesundheit
Kinder- und Jugendpsychiatrische Klinik
W-6800 Mannheim

Auslieferungen W. Zuckschwerdt Verlag GmbH

Deutschland:	Schweiz:	Österreich:	USA:
Brockhaus Kommission	Hans Huber Verlag	Maudrich Verlag	Scholium International Inc.
Verlagsauslieferung	Längassstrasse 76	Spitalgasse 21a	99 Seaview Boulevard
Kreidlerstrasse 9	CH-3000 Bern 9	A-1097 Wien	Port Washington
W-7014 Kornwestheim			11050 New York

Die Deutsche Bibliothek – CIP-Einheitsaufnahme
Behandlung von affektiven Psychosen bei Jugendlichen / A. Rothenberger (Hrsg.). – München ; Bern ; Wien ; New York : Zuckschwerdt, 1992
ISBN 3-88603-447-X
NE: Rothenberger Aribert [Hrsg.]

Printed in Germany by Presse-Druck Augsburg

ISBN 3-88603-447-X

Inhalt

Vorwort

Jüngst wurden von seiten der deutschsprachigen Erwachsenenpsychiatrie die affektiven Psychosen wieder einmal in einem größeren Zusammenhang herausgestellt (*E. Lungershausen* et al. (1990) Affektive Psychosen. Schattauer, Stuttgart). Allerdings handelte von den 544 Seiten des Buches lediglich ein Beitrag von sieben Seiten kinder- und jugendpsychiatrische Aspekte dieser Störungen ab.
Das hier vorliegende Buch, dessen Grundlage ein Satellitensymposium anläßlich des Internationalen Kongresses für Kinder- und Jugendpsychatrie in Bad Homburg im Mai 1991 war, ist somit eine aktuelle jugendpsychatrische Ergänzung zum allgemeinen Thema »affektive Psychosen«.
Das Buch stellt Diagnostik, Psychopathologie und Behandlung (hier insbesondere die medikamentöse Therapie) von affektiven Psychosen in den Mittelpunkt, wirft aber auch einen Blick auf schizoaffektive Psychosen und affektive Störungen bei schizophrenen Jugendlichen. Ferner soll es Anregungen zu weiteren Untersuchungen geben, um Diagnostik und Behandlungsmöglichkeiten für Jugendliche, die an einer affektiven Psychose leiden, zu verbessern.
Die bei Erwachsenen bekannten Behandlungsmaßnahmen kann man nicht ohne weiteres auf Jugendliche übertragen. Jugendliche weisen im Vergleich zu Erwachsenen unterschiedliche kognitive, emotionale und soziale Rahmenbedingungen auf. Von daher gesehen, sind z.B. psychologische Behandlungsmaßnahmen, die auf Erwachsene zugeschnitten sind, nicht für die jugendliche Altersgruppe anwendbar. Gleiches ist hinsichtlich biologischer Behandlungsmaßnahmen anzumerken. Das gesamte neuroendokrine und zentralnervöse System verändert sich rasch und deutlich im Verlaufe der Pubertät und damit

auch die Antwort auf entsprechende biologische Einwirkungen durch Medikamente. Aber nicht nur der Unterschied zwischen Erwachsenen und Jugendlichen ist zu bedenken, auch innerhalb des Jugendalters muß zwischen jüngeren und älteren Teenagern sowohl psychologisch als auch biologisch unterschieden werden. Das heißt, die entsprechenden therapeutischen Vorgehensweisen bedürfen der altersangepaßten Strukturierung. Darum sind für Therapiestudien bei Jugendlichen mit affektiven Psychosen sehr sorgfältige Planungen erforderlich, bei denen die Variablen Alter, Pubertätsstadium, kognitive Fähigkeiten und soziale Möglichkeiten berücksichtigt werden müssen. So sind zwar kognitiv-verhaltenstherapeutische Ansätze und medikamentöse Behandlungsmaßnahmen z.B. bei depressiven Jugendlichen nachweislich nützlich, während das für sogenannte psychodynamische Psychotherapien und Familientherapien bisher nicht empirisch kontrolliert ist. Dennoch sind z.B. auch für medikamentöse Behandlungsmaßnahmen differenziertere und strikter kontrollierte Untersuchungen zu fordern. Auch fehlen bisher Studien, die einen multimodalen Behandlungsansatz überprüften.

So verbinde ich mit dem Dank an die Firma Desitin Arzneimittel GmbH, Hamburg – für die finanzielle Unterstützung des Symposiums und der Buchausgabe – die Hoffnung, daß sie das Forschungsthema »Behandlung affektiver Psychosen bei Jugendlichen« weiter fördern wird. Den Autoren der einzelnen Beiträge sage ich ein herzliches Dankeschön für die partnerschaftliche Zusammenarbeit. Der Verlag ermöglichte eine rasche und ansprechende Buchgestaltung. Meine Familie gab mir, wie so oft, Ermutigung, Raum und Zeit, das Projekt zu verwirklichen.

A.Rothenberger
Mannheim
Frühjahr 1992

Affektive Psychosen bei Jugendlichen

Klinische Kernprobleme

A. Rothenberger
Zentralinstitut für Seelische Gesundheit, Kinder- und Jugendpsychiatrische Klinik, Mannheim

Früher Beginn und schwierige Differentialdiagnose

Affektive Psychosen können durchaus schon um das zehnte Lebensjahr auftreten (9). Die entwicklungsabhängigen initialen Symptome können mitunter (evtl. auch als Vorläufersymptomatik) an ein hyperkinetisches Syndrom, an Störungen des Sozialverhaltens, an eine reaktive depressive Störung, schizoaffektive Psychose oder paranoide Schizophrenie denken lassen. Niedergeschlagenheit, nachlassende kognitive Leistungen und Selbstmordrisiko auf der einen Seite sowie Rastlosigkeit, Schlaflosigkeit, Enthemmtheit, Selbstüberschätzung, Ausgelassenheit, Flegelhaftigkeit und Einreißen von Tabuschranken auf der anderen Seite stellen bei dem betroffenen Jugendlichen akute Gefahren in dieser ohnehin schwierigen Entwicklungsphase dar. Es ist aber nicht nur die adäquate akute, sondern auch die langfristige Versorgung dieser Patientengruppe von Kindern und Jugendlichen gefordert.
Unter allen Kindern und Jugendlichen, die psychiatrisch stationär behandlungsbedürftig sind, finden sich etwa 15% psychotische Patienten. Im ambulaten Bereich sind es etwa 2%.
Im Rahmen einer Inanspruchnahmepopulation kinder- und jugendpsychiatrischer Kliniken beträgt der Anteil affektiver psychotischer Patienten (bezogen auf das Gesamtkollektiv jugendlicher psychotischer Patienten) etwa 30%. Hinzuzufügen ist, daß bei etwa einem Drittel der Erwachsenen, bei denen eine bipolare affektive Psychose diagnostiziert wurde, die erste Episode vor dem 20. Lebensjahr lag (10).

Von daher erscheint es besonders wichtig, unsere fachlichen Erkenntnisse und Erfahrungen auf diesem Gebiet zu verbessern, um einen Jugendlichen mit einer affektiven Psychose rechtzeitig als solchen zu erkennen und ihm eine adäquate Behandlung angedeihen zu lassen. Hierbei sollten wir die diagnostischen und therapeutischen Arbeiten der Leonhardschen Schule, wie sie im Beitrag von *Neumärker* (siehe S. 37) erläutert sind, beachten. Auch müssen wir daran denken, daß bei Patienten unter 16 Jahren sowie bei einer wiederholten affektiv-psychotischen Episode mit stationärer Behandlungsbedürftigkeit der Verbrauch an Neuroleptika höher zu veranschlagen ist (2), d.h. eine Rückfallprophylaxe mit Carbamazepin sollte evtl. schon nach der ersten Episode überlegt werden.
Anliegen des Buches ist es deshalb, in einer möglichst praxisnahmen Form den Erfahrungsaustausch hinsichtlich Diagnostik, Behandlung, Prophylaxe und Verlauf dieser Störungsbilder zu fördern sowie den Stand unseres Wissens darüber zu diskutieren.

Differentialtypologisches Kontinuum der Psychosen

Nach wie vor ist die Diskussion darüber noch nicht abgeschlossen, ob es hinsichtlich der endogenen Psychosen nosologische Entitäten gibt, die als eigenständige Krankheitsformen voneinander abzugrenzen sind, oder ob wir von einem Kontinuum ausgehen müssen, aus dem der eine oder andere Sektor herausgeschnitten werden kann.
Am ehesten darf man heute annehmen, daß es sich dabei um »Knotenpunkte« auf dem Kontinuum endogener psychotischer Typologien handelt. Dies entspricht mehr oder weniger dem Standpunkt von *Kurt Schneider*, der einmal sinngemäß gesagt haben soll, es gäbe keine strenge Alternative. Ein bestimmter Patient oder eine bestimmte Gruppe von Patienten gehöre mehr oder weniger zum schizophrenen oder zyklothymen Pol. Es gäbe also nur eine Differentialtypologie und keine Differentialdiagnose innerhalb dieser idiopathischen Psychosen (3). Dafür spricht auch, daß bei Verlaufsstudien jugendlicher psychotischer Patienten ein Teil der Patienten nicht mehr als schizophren, son-

dern schlußendlich als bipolar affektiv erkrankt diagnostiziert werden mußte (10).

Es soll daher in diesem Buch auch über affektive Störungen bei Schizophrenen und, wenn auch nur am Rande, über schizoaffektive Psychosen des Kinders- und Jugendalters gesprochen werden. Zum einen ist die nosologische Stellung der schizoaffektiven Psychosen des Kindes- und Jugendalters zur Zyklothymie bzw. Schizophrenie von großer Wichtigkeit (1). Zum anderen sind die affektiven Störungen bei schizophrenen Jugendlichen (dies zeigt der Beitrag von *Martin* (siehe S. 111) sehr klar) für Behandlung und Verlauf dieser Erkrankung von großer Bedeutung.

Die außerordentliche Variabilität der Verläufe, das Fehlen nosologisch eindeutiger hereditärer, primär charakterlicher und verlaufstypologischer Kennzeichen hinsichtlich schizoaffektiver Psychosen im Kindes- und Jugendalter spricht eher gegen eine strenge Eigenständigkeit schizoaffektiver Erkrankungen in diesem Altersbereich. Schizoaffektive Psychosen enthalten sowohl zyklothyme als auch eindeutige schizophrene Anteile. In den Berichten von *Eggers* (1) ist zudem das Überwiegen von Depressionen in der Verwandtschaft ersten und zweiten Grades bei 16 Patienten mit schizoaffektiven Psychosen im Vergleich zur Restgruppe der 41 reinen Schizophrenieverläufe auffällig. Hervorhebenswert ist weiterhin das Überwiegen prämorbid syntoner, zyklothymer Persönlichkeitszüge in der Untergruppe mit schizoaffektiven Phasen. Ferner war bei neun der 16 Patienten das Verhältnis von affektiven und schizoaffektiven Komponenten in etwa ausgeglichen: rein schizophrene, schizodepressive, schizomanische und manisch-depressive Episoden wechselten miteinander ab. Die katamnestische Studie von *Werry* et al. (10) ergab, daß die diagnostische Zuordnung psychotischer Jugendlicher zur Gruppe der schizoaffektiven Psychosen sich als sehr unzuverlässig herausstellte, die Erkrankung sehr selten vorkam und einen besonders hohen Schweregrad aufwies. Wie bei allen anderen Psychosen waren auch hier die prämorbide Anpassung und die geistige Leistungsfähigkeit (Intelligenzquotient) die besten Prädiktoren für die Entwicklung der Erkrankung, d.h. gute prämorbide Anpassung und gute geistige Leistungsfähigkeit gingen mit einem eher günstigen Verlauf einher. So muß gerade wegen des affektiven Anteils bei schizoaffektiven Psychosen diesem bisher im Jugendalter noch selten diagnostizierten Krankheitsbild im Hinblick auf eine Differentialtypologie im Kontinuum psychotischer Störungen besondere Aufmerksamkeit gewidmet werden.

Symptomatologie affektiver Psychosen

In erster Linie sollen in diesem Buch affektive Psychosen des Jugendalters behandelt werden, d.h. Erkrankungen, die entweder depressive, manische oder manisch-depressive Episoden beinhalten. Dies läßt sich an drei kurzen Fallbeispielen verdeutlichen.

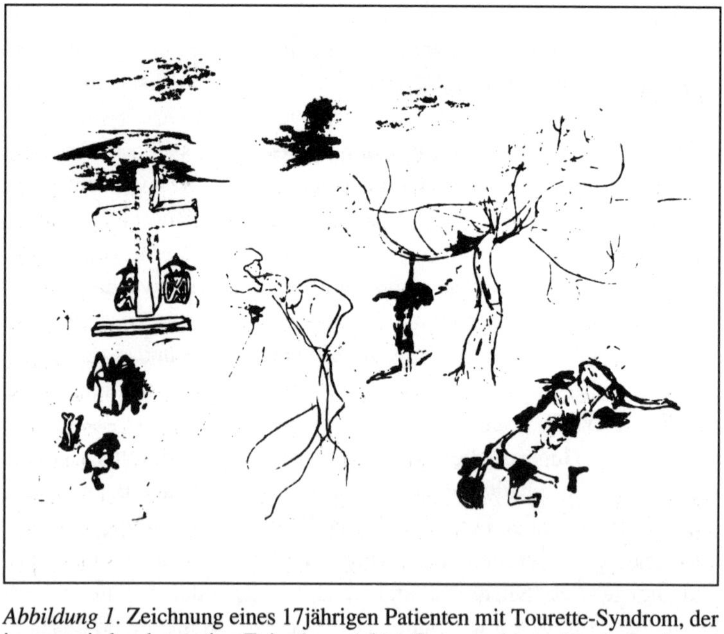

Abbildung 1. Zeichnung eines 17jährigen Patienten mit Tourette-Syndrom, der immer wieder depressive Episoden erlebte. Er versuchte, seine depressiv-aggressive Verstimmtheit zeichnerisch zu fassen.

Fallvignette 1: Depressive Episode

Ein Jugendlicher mit einem Tourette-Syndrom erlebte immer wieder Episoden einer Major-Depression mit reizbarer, depressiver Verstimmung, deutlich vermindertem Interesse und verminderter Freude an sonst gerne durchgeführten Aktivitäten, vermehrtem Schlafbedürfnis, psychomotorischer Unruhe, Müdigkeit, Gefühl der eigenen Unzulänglichkeit, Konzentrationsschwierigkeiten, Todesgedanken. Wie der 17jährige sich während dieser Phasen fühlte, hat er in der Abbildung 1 (8) ausgedrückt. Er sah keine positiven Perspektiven mehr für sich, alles Lebendige und Hoffnungsvolle hatte er aufgegeben. Nur mit intensiver kognitiver Verhaltenstherapie in Kombination mit einem trizyklischen Antidepressivum konnte man ihn aus der depressiven Episode herausführen und wieder zu seiner vorhergehenden Befindlichkeit und Leistungsfähigkeit bringen.

Fallvignette 2: Manische Episode

Das andere Extrem einer affektiven Störung läßt sich an dem Terminkalender eines weiteren 17jährigen Patienten ablesen (Abbildung 2). War bei diesem Gymnasiasten bis Mitte Mai des Erkrankungsjahres noch alles weitgehend in Ordnung, so entwickelte sich innerhalb kurzer Zeit ein manisches Bild mit Rastlosigkeit, hektischer Betriebsamkeit, Schlafreduktion, Größenideen, Logorrhöe und rascher Gereiztheit. Die stationäre Behandlung mit der Gabe von Psychopharmaka (zuerst Neuroleptika, dann Carbamazepin in Verbindung mit kognitiver Verhaltenstherapie) brachte baldige Besserung. Die Langzeitmedikation mit Carbamazepin konnte nach zwei Jahren ausgesetzt werden. Die kognitive Verhaltenstherapie wurde weitergeführt. Nach insgesamt dreijähriger Nachbehandlung konnte der Patient (er hatte mittlerweile das erste Studiensemester erfolgreich beendet) aus der Therapie entlassen werden.

Die Kombination manischer und depressiver Phasen im Jugendalter erlebte ein anderer 17jähriger Gymnasiast (7). Der Jugendliche erkrankte im Alter von 16 1/2 Jahren erstmals an einer manischen Phase einer bipolaren affektiven Psychose, die anfänglich als schizophrene

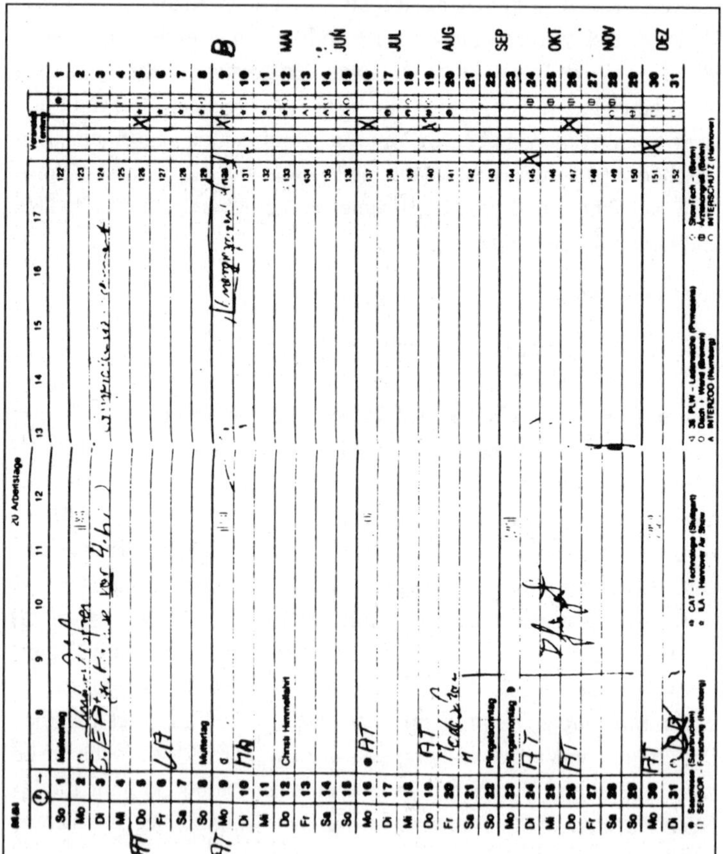

Abbildung 2. Kalendernotizen eines 17jährigen Gymnasiasten unmittelbar vor (Mai) und mit Beginn (Juni) der manischen Episode.

Psychose mit religiösem Wahn diagnostiziert wurde. Erst der weitere Verlauf mit wechselnden depressiven und manischen Phasen machte den Charakter der teilweise schuldhaft erlebten religiösen Gedankeninhalte deutlich. Nach einem Jahr durchlebte er eine zweite manische Phase, die nicht medikamentös behandelt wurde.

Im weiteren Verlauf seiner Störung erfolgte eine Behandlung mit einem Lithiumpräparat und Carbamazepin. Als ein Übergang in eine depressive Verstimmung festgestellt wurde, gab man zusätzlich Amitrip-

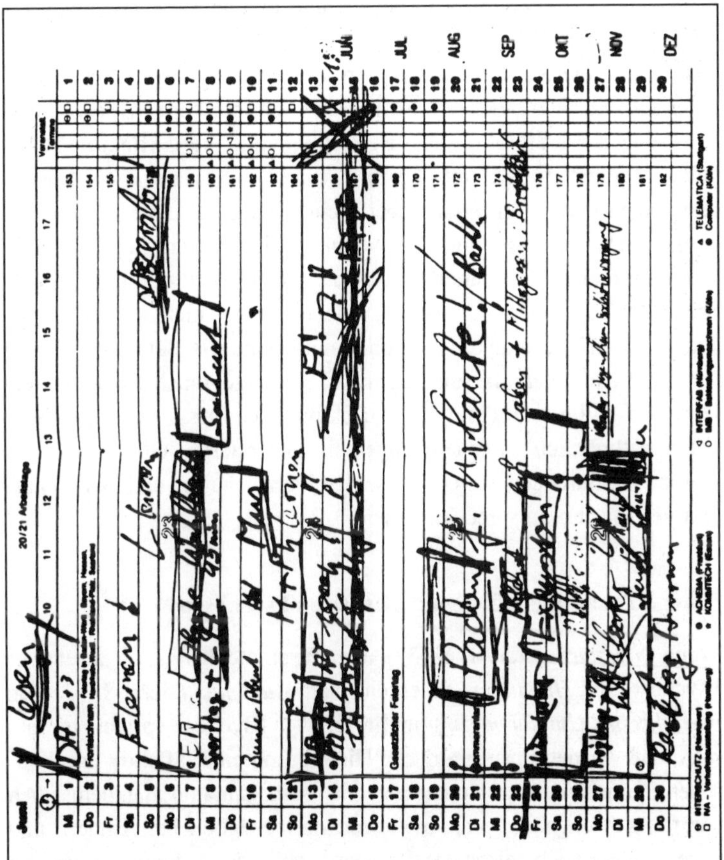

tylin. Schließlich wurde die antidepressive Medikation auf Maprotilin umgestellt, weil eine starke Rückzugsneigung festgestellt wurde.
Während einer ambulanten Weiterbetreuung in einer therapeutischen Wohngemeinschaft stabilisierte sich die psychopathologische Situation zwei Jahre recht gut, eine Lehre wurde begonnen und ein Umzug in die eigene Wohnung durchgeführt.
Der Jugendliche erkrankte erneut mit 20 Jahren an einer manischen Phase, die bald wieder in eine depressive Stimmungslage wechselte, in der schließlich akute Suizidgedanken vorherrschten. Schlußendlich wurde eine Doxepin-Infusionsbehandlung durchgeführt, die einen raschen und guten Erfolg zeitigte.
Auch wenn die affektiven Veränderungen sich bei Jugendlichen mitunter sehr rasch entwickeln, auch rasch wechseln können, so ist doch bei strengerer terminologischer Betrachtung das Wort Affekt nicht angebracht, denn es bedeutet »kurze, heftige Gemütserregung«. Die affektiven Störungen umfassen aber nicht nur diese, sondern auch längerdauernde Veränderungen. So wäre nach anderen Begriffen wie Verstimmtheit, Verstimmungszustände oder Gemütsstörungen zu suchen. Man sollte sich aber darauf besinnen, daß es nicht immer auf absolute Begriffstreue ankommt, sondern auch auf die Berücksichtigung von Veränderungen, die ein Begriff im Sprachgebrauch allmählich erfährt. So sollte der Terminus »affektiv«, der durch den Sprachgebrauch allmählich zu einem allgemein akzeptierten Oberbegriff geworden ist, durchaus weiter hier seinen Platz behalten und uns von affektiven Psychosen sprechen lassen (3).

Seltene Zusammenhänge mit affektiven Psychosen

Wenn *Neumärker* (siehe S. 37) den Zusammenhang von affektiver Psychose und *Hirntumor* beschreibt und *Martinius* (siehe S. 61) von *periodischer Umdämmerung* und affektiver Psychose spricht, so ahnt man, daß der neuropsychiatrische Hintergrund einer affektiv psychotischen Symptomatik sehr unterschiedlich sein kann und man demselben sorgfältig nachgehen muß. Inwieweit diesbezüglich bei Kindern und Jugendlichen auch saisonale affektive Psychosen vorkommen, und ob neben medikamentöser Behandlung und kognitiver Verhaltenstherapie auch Schlafentzugstherapie und Lichttherapie bei Jugendlichen einen festen Platz im Rahmen der Individualbehandlung einnehmen sollen, bedarf der weiteren Untersuchung. Die große Bedeutung familienbezogener und sozialpsychiatrischer Maßnahmen, gerade bei Jugendlichen, ist hinreichend bekannt und bedarf keiner weiteren Hervorhebung.

Schließlich seien der diagnostischen und therapeutischen Aufmerksamkeit noch zwei seltene Arten von affektiven psychotischen Episoden empfohlen, die weniger durch die Symptomatologie als durch den Zusammenhang mit anderen Körperereignissen auffallen. Es geht dabei um eine begleitende Epilepsie bzw. um die sogenannte periodische Psychose der Adoleszenz, die im Beitrag von *Martinius* (siehe S. 61) näher dargestellt wird. Es ist zwar bekannt, daß sowohl im Rahmen einer Epilepsie als auch der Monatsblutung der Frau stärkere affektiv-emotionale Schwankungen und Auffälligkeiten vorkommen können. Es ist aber weniger geläufig, daß affektive Psychosen dabei eine Rolle spielen können. Zwei Fallberichte sollen die beiden Sachverhalte etwas verdeutlichen.

Die *periodische Psychose der Adoleszenz* trifft zeitlich zusammen mit dem Auftreten der Menstruation, hält 1–3 Wochen an und klingt spontan ab, um mit mehr oder weniger regelmäßigem Intervall erneut aufzutreten. Psychopathologisch finden sich Verwirrtheitszustände, Erregung, aber auch Stupor oder depressive Verstimmung. Halluzinationen und Wahnideen kommen häufig hinzu.

Endokrinologisch finden sich dysfunktionale Muster in der Androgen- und Östrogen-Produktion. Neuroleptika sind wirkungslos, Carbamazepin (400–1000 mg/Tag) hingegen bewirkt ein Abklingen der Symptomatik. Auch als Dauerprophylaxe hat sich Carbamazepin bei der periodischen Psychose bewährt. Hormonbehandlungen haben sich ebenfalls als günstig erwiesen.

Die periodische Psychose der Adoleszenz hat eine gute Prognose. Nach Ende des dritten Lebensjahrzehnts ist mit weiteren psychotischen Episoden nicht mehr zu rechnen (4).

Fallbeschreibung 1: Periodische Psychose der Adoleszenz

Die zum Zeitpunkt der Untersuchung 33jährige geistig behinderte und unverheiratete Frau kam als siebenjähriges Kind in ein heilpädagogisches Heim. Die Mutter brachte das Kind unehelich zur Welt, war selbst aus der sechsten Volksschulklasse entlassen worden und außerstande, das Kind zu erziehen. Die Patientin wurde von jeher als nervös, unruhig und unüberlegt geschildert, zeigte aber nie Anzeichen eines zerebralen Anfallsleidens. Sie näßte bis zum Alter von etwa 13 Jahren immer wieder nachts ein, wurde als leicht lenkbar, bemüht, verträglich, mitarbeitswillig, friedlich und fleißig, wenn auch als motorisch unruhig beschrieben, und die Arbeiten in der Werkklasse habe sie gut erledigen können. Mit Beginn der Pubertät sei sie vermehrt trotzig geworden, habe sich übermäßig für Jungen interessiert, und im Alter von 15 Jahren wurde über vermehrt störendes Verhalten bei der Arbeit (bügeln, Wäsche sortieren usw.) berichtet, ohne daß dadurch die gute Einbindung in die Gemeinschaft gestört gewesen sei.
Zunehmend wurde beobachtet, daß das Mädchen in Abständen von 2–3 Monaten für einige Tage verhaltensauffällig wurde (Angstzustände mit Weinerlichkeit, Zerstreutheit, aggressive Durchbrüche, Herumschreien, plötzliche Erregungszustände, Schlafstörungen, Distanzschwäche). Nach dem Ende solcher Phasen sei sie eher scheu und zurückhaltend, friedlich, ordentlich und arbeitsam gewesen. Es stellte sich heraus, daß die Auffälligkeiten hinsichtlich Verhalten und Stimmung stets mit der Periode der Patientin in zeitlichem Zusammenhang standen. In einer *ersten Phase* wirkte sie »himmelhoch jauchzend«. Sie redete nur von Männern, wie hübsch sie seien und wen sie gerne haben möchte. Dann entwickelte sie eine regelrechte Freßlust (»aß alles auf, was ihr in den Weg kam«), war besonders gierig auf Süßes. Die Patientin durchstöberte alle Schubladen in den Zimmern der Wohngemeinschaft, nahm auch Nahrungsmittel von Mitbewohnerinnen weg. In einer *zweiten Phase* sprach sie immer wieder von ihren Verwandten, als ob sie gerade erst zu Besuch gewesen seien, obwohl sie seit Jahren keinen Kontakt mehr zu ihnen hatte. Die gehobene Stimmung veränderte sich allmählich in Richtung einer Niederge-

schlagenheit. Die Nahrungsaufnahme wurde immer geringer. Schließlich aß die Patientin fast nichts mehr, fiel in eine starke Depression, in der sie wenig auf Ansprache reagierte, sich zurückzog, gleichzeitig aber unruhig wurde und manchmal nachts in der Wohnung herumwanderte. Schließlich wirkte sie wie geistesabwesend und machte alles nur noch mechanisch. Der letztgenannte Zustand betraf den Zeitraum wenige Tage vor ihrer Regelblutung. Danach nahmen die Verhaltensauffälligkeiten ab. Nach weiteren vier bis fünf Tagen war das sonst übliche Alltagsverhalten wieder zu beobachten.
Die berichteten Verhaltensweisen traten fast bei jeder Periode auf, begannen ein bis zwei Wochen vorher und hielten nach Beginn der Regelblutung noch etwa eine Woche an. Differentialdiagnostisch mußte bei den prämenstruellen Verhaltensauffälligkeiten auch an eine Temporallappenepilepsie gedacht werden (5). Die durchgeführten EEG-Untersuchungen gaben darauf aber keine Hinweise. Im CCT fanden sich geringfügige Erweiterungen beider Hirnseitenkammern und einiger äußerer Liquorräume im Temporalbereich beidseits. In der Annahme, daß es sich um eine periodische, manisch-depressive Psychose mit Beginn in der Adoleszenz handelte, wurde eine Behandlung mit Carbamazepin eingeleitet. Die Symptomatik besserte sich deutlich, verschwand aber nicht völlig.

Fallbeschreibung 2: Interiktale manisch-depressive Psychose

Das Mädchen war zum Zeitpunkt der stationären Behandlung 17 Jahre alt (6). Die Geburt verlief auffällig (Steißlage, Geburtsgewicht 2000 g, Asphyxie, obere Armplexusparese rechts). Die Meilensteine der psychomotorischen Entwicklung wurden im üblichen Zeitrahmen erreicht. Auch konnte ein regelrechter Hauptschulabschluß erzielt werden. Bald danach wurden Leistungs- und Verhaltensauffälligkeiten sichtbar (Versagen bei einer Aufnahmeprüfung, Auftreten einer anorektischen Symptomatik, Weglaufen mit nachfolgendem Kinderheimaufenthalt). Während dieses Zeitraumes (etwa drei Jahre vor der stationären Aufnahme) wurde immer wieder der phasenhafte krasse und für den Außenstehenden unerklärbare Stimmungswechsel bei dem Mädchen beobachtet. Eine solche krasse Änderung im Wesen und Verhalten des jungen Mädchens im Verlauf einer Sommerfreizeit führte dann zur stationären Aufnahme. Das Mädchen, das früher sehr aktiv, extrem redselig und sehr distanzschwach gewesen sei, habe sich zunehmend zurückgezogen, sich fast wie in Trance bewegt, sei kaum ansprechbar gewesen, habe sehr wenig und leise geredet, sei in der gesamten Motorik verlangsamt gewesen. Man konnte sich den plötzlichen Stimmungsumschwung nicht erklären. Über Absicht und Ziel des in dieser Phase stattgehabten Weglaufens konnte das Mädchen keine Angaben machen. Während der ersten Zeit ihres stationären Aufenthaltes war das Mädchen weiterhin schweigsam sowie depressiv verstimmt, quälte sich mit Selbstvorwürfen und konnte sich als Person nicht akzeptieren. Sie wirkte darüber hinaus oft desorientiert, abwesend, plötzlich in Handlungen innehaltend, ging zu einem Ort und wußte nicht mehr, was sie dort wollte. Es wurde an Absencen gedacht. EEG-Untersuchungen zeigten einen vermehrt dysrhythmischen Kurvenverlauf, sehr viele biphasische steilere Elemente mit langsamer negativer Nachschwankung und Paroxysmen in Form von 3–4 pro Sekunde Spike-wave-Komplexen bilateral synchron generalisiert auftretend. Schließlich kam es nach dem morgendlichen Erwachen zu einem einmaligen großen zerebralen Anfall. So wurde neben der Behandlung mit Lithium und einem Neuroleptikum eine antikonvulsive Therapie mit Carbamazepin eingeleitet.

Die psychopathologische Symptomatik stand in keinem erkennbaren Zusammenhang mit den EEG-Veränderungen. Auch der große zerebrale Anfall war hier ohne Einfluß. Schon vor diesem Ereignis wurde eine erneute Veränderung im Wesen des Mädchens deutlich, die sich danach ungebrochen fortsetzte. Sie magerte immer mehr ab, weil sie heimlich erbrach, sie sprach plötzlich viel und schnell, war nachts stundenlang wach, wollte sich dann ununterbrochen unterhalten. Sie steigerte sich in eine zunehmende motorische Unruhe hinein, rannte ohne Ziel umher, die Schlaflosigkeit nahm zu. Das stark agierende Verhalten wurde durch eine als quälend erlebte Ambivalenz, stereotyp sich wiederholende Selbstvorwürfe und Bestrafungswünsche sowie

kaum einzugrenzender Distanzschwäche kompliziert. Die manische Phase ging allmählich über in eine Phase, in der wieder vermehrt Eigensteuerung und konstruktive Teilnahme am Therapieangebot der Klinik möglich waren.
Eine ausführliche apparative und laborchemische Abklärung konnte weder den Hintergrund der psychischen noch der epileptischen Störung weiter erhellen. EEG-Kontrollen unter antikonvulsiver Medikation ergaben eine leichte Befundbesserung mit wechselndem Auftreten von epileptiformen Potentialen. Klinisch wurden im weiteren Verlauf keine Absencen und keine psychomotorischen oder generalisierten zerebralen Anfälle beobachtet, während psychopathologisch erneut phasenhaft starke affektive Schwankungen vorkamen.
Die Ausnahmestellung der letzten Fallbeschreibung wird dadurch deutlich, daß unter Epilepsiepatienten mit psychotischer Symptomatik nur 5–20% depressive Psychosen, lediglich 2–5% manische Psychosen und nur vereinzelt manisch-depressive Erkrankungen gefunden wurden.

Schlußbemerkung

Unsere eigenen klinischen Erfahrungen mit psychotischen Jugendlichen spiegeln sich am ehesten in den Ergebnissen von *Werry* et al. (10) wider. Die Autoren sind der Meinung, daß unbedingt weitere katamnestische und prospektive sowie vergleichende Studien bezüglich affektiver Psychosen durchgeführt werden müssen, da die vorliegenden Ergebnisse noch viele Fragen offen lassen. Da die Erkrankungen selten bei Jugendlichen auftreten, muß man sich zu kollaborativen Studien zusammenfinden.
Dabei ist besonders zu beachten, daß jedes einzelne Kind und jeder einzelne Jugendliche mit der Erstdiagnose einer schizophrenen Erkrankung weiter über Jahre fachlich begleitet werden muß, da die Möglichkeit einer anfänglichen Fehldiagnose (vielleicht handelt es sich im Längsschnitt tatsächlich um eine manisch-depressive Erkrankung) nicht nur wichtig für die Prognose, sondern auch für die langfri-

stige Behandlung der Patienten ist. Gerade die langfristige Anwendung von Neuroleptika birgt verschiedene Risiken (z.B. Dyskinesie) und wäre bei manisch-depressiven Erkrankungen nicht das geeignete prophylaktische Mittel. Zudem dürften die Prädiktoren für den Verlauf hinsichtlich Schizophrenie bzw. manisch-depressiver Erkrankung unterschiedlich sein. Auch muß an unterschiedliche genetische Aspekte, die in weitere Betrachtungen und Beratungen einfließen würden, gedacht werden. Es kann natürlich auch umgekehrt sein, daß wegen eventuell besserer Prognose die diagnostischen Neigungen eher in Richtung affektiver Störungen gehen und schizophrene Erkrankungen (insbesondere wenn sie starke affektive Komponenten beinhalten) unterdiagnostiziert werden. Darum ist eine sorgfältige langfristige Begleitung und Untersuchung von Patienten mit bipolaren oder monopolaren affektiven Psychosen besonders wichtig. Schlußendlich war in der Untersuchung von *Werry* et al. (10) ein Drittel der Patienten nicht bereit, in ausreichender Weise an der Behandlung teilzunehmen. Das bedeutet, daß die Fachleute aktiv auf die Patienten zugehen müssen, sie zu adäquater Behandlung anhalten und bei abgebrochenen Kontakten dieselben wieder aufnehmen müssen, um langfristig eine gut fundierte sozialpsychiatrische Behandlung zu gewährleisten, damit die Chancen der Jugendlichen für ihren weiteren Lebensweg nicht noch mehr sinken, sondern die verbliebenen Ressourcen der Patienten sowie die therapeutischen Möglichkeiten für eine gute Zukunft der Jugendlichen optimal eingesetzt werden.

Literatur

1 Eggers C (1989) Die schizoaffektiven Psychosen im Kindesalter. In: Marneros A (ed) Schizoaffektive Psychosen. Springer, Berlin Heidelberg New York, pp 119–135

2 Lichtenstein G (1991) Medikamentöse Therapie endogener Psychosen im Jugendalter. Inauguraldissertation, Universität Heidelberg

3 Marneros A (1989) Schizoaffektive Psychosen. Springer, Berlin Heidelberg New York

4 Martinius J (1990) Kinder- und Jugendpsychatrie heute. TW Neurologie Psychiatrie 856–858

5 Price TRP (1980) Temporal lobe epilepsy as a pemenstrual behavioral syndrome. Biol Psychiatry 15:957–963
6 Rothenberger A (1989) Epilepsie und interiktale Psychose in der Adoleszenz. In: Weinmann HM (ed) Aktuelle Neuropädiatrie. Springer, Berlin Heidelberg New York, pp 217–224
7 Rothenberger A (1990) Antidepressiva in der Hand des Kinderarztes. Der Kinderarzt 21:1589–1596
8 Rothenberger A (1991) Wenn Kinder Tics entwickeln. Fischer, Stuttgart
9 Tomasson K, Kuperman S (1990) Biopolar disorder in a prepubescent child. J Am Acad Child Adolesc Psychiatry 29:308–310
10 Werry JS, McClellan JM, Chard L (1991) Childhood and adolescent schizophrenic, and schizoaffective disorders: a clinical and outcome study. J Am Acad Child Adolesc Psychiatry 30:457–465

Anschrift des Verfasser: *Prof. Dr. A. Rothenberger,* Zentralinstitut für Seelische Gesundheit, Kinder- und Jugendpsychiatrische Klinik, Postfach 122120, W–6800 Mannheim

Diagnostik und Behandlungsindikation affektiver Psychosen bei Jugendlichen

G. Lehmkuhl
Klinik und Poliklinik für Kinder- und Jugendpsychiatrie
der Universität zu Köln

Einleitung

Über das Vorkommen affektiver Erkrankungen im Jugendalter liegen sowohl viele kasuistische Mitteilungen als auch klinische und katamnestische Untersuchungen vor. Die Ergebnisse der Literatur zeigen, daß die Vergleichbarkeit der Daten durch unterschiedliche Kriterien bei der Diagnosestellung erschwert wird, d.h., es besteht keine allgemeingültige Übereinstimmung in der Anzahl und Ausprägung der zur Diagnosestellung notwendigen Symptome. Aus diesen Gründen ist es notwendig, auf die diagnostisch relevanten Phänomene und Leitlinien sowie die differentialdiagnostischen Abgrenzungen einzugehen, um hieraus Kriterien für die Behandlungsindikation ableiten zu können (5, 20, 35, 39, 41, 45).

Klassifikation und psychopathologische Symptomatik

Affektive Störungen werden im Diagnostischen und Statistischen Manual psychischer Störungen, DSM III-R (1), als Veränderungen der Stimmung mit einem vollständigen oder partiellen manischen oder depressiven Syndrom, welches nicht auf irgendeine andere körperliche oder psychische Störung zurückzuführen ist, definiert. Die affektiven Veränderungen müssen über einen bestimmten Zeitraum auftreten, der im DSM III-R mit mindestens zwei Wochen beschrieben ist, wobei das Verlaufsmuster durch das Auftreten mehrerer affektiver Episoden oder Phasen gekennzeichnet ist (1). Affektive Störungen lassen sich in bipolare und depressive Verläufe unterteilen. Hauptmerkmale der bipolaren Störung sind eine oder mehrere manische oder hypomanische Episoden, während die depressive

Störung durch eine oder mehrere Phasen einer Depression ohne manische oder hypomanische Episode in der Anamnese charakterisiert ist. Die bipolaren Störungen lassen sich nach folgenden zwei Verlaufstypen differenzieren: Das Auftreten einer oder mehrerer manischer Episoden, gewöhnlich mit Episoden einer depressiven Symptomatik in der Vorgeschichte, sowie der zyklothyme Typ mit zahlreichen hypomanischen Episoden und zahlreichen Perioden, in denen eine depressive Symptomatik besteht.
Die diagnostischen Leitlinien in der International Classification of Diseases (ICD 10) (16) verlangen für das Vorliegen einer manischen Episode, daß die affektiven Veränderungen eine Woche andauern und schwer genug sein sollen, um die berufliche und soziale Funktionsfähigkeit mehr oder weniger vollständig zu unterbrechen. Die psychopathologische Symptomatik läßt sich dahingehend zusammenfassen, daß die Stimmung situationsinadäquat gehoben ist und zwischen sorgloser Heiterkeit und fast unkontrollierbarer Erregung schwanken kann. Die gehobene Stimmung ist mit vermehrtem Antrieb sowie Überaktivität, Rededrang und einem verminderten Schlafbedürfnis verbunden. Übliche soziale Hemmungen gehen verloren, die Aufmerksamkeit kann nicht mehr aufrechterhalten werden, statt dessen kommt es oft zu starker Ablenkbarkeit. Die Selbsteinschätzung ist überhöht, Größenideen oder übertriebener Optimismus werden frei geäußert (Tabelle I).
Die depressive Störung wird im ICD 10 nach dem Ausprägungsgrad in leichte, mittelgradige und schwere Formen unterteilt. Im Mittelpunkt der Symptomatik stehen die gedrückte Stimmung und die Verminderung von Antrieb und Aktivität. Die Fähigkeit zur Freude, das Interesse und die Konzentration sind beeinträchtigt, Appetit und Schlaf vermindert. Häufig werden die Patienten von Schuldgefühlen gequält. Bei geringem Selbstvertrauen und Gefühlen eigener Wertlosigkeit kann es zu suizidalen Gedanken und Handlungen kommen. Die Patienten berichten häufig über charakteristische Tagesschwankungen.
Wie bei den manischen Episoden zeigt das klinische Bild beträchtlich individuelle Varianten; ein untypisches Erscheinungsbild ist besonders in der Jugend häufig. In einigen Fällen stehen Angst, Gequältsein und motorische Unruhe zeitweise mehr im Vordergrund als die Depression.
Die schwere depressive Episode muß nach der ICD 10 mindestens zwei

Tabelle I. Diagnostische Kategorien und Leitlinien der manischen Episode nach dem DSM-III-R sowie der ICD 10 (1,16).

DSM-III-R	ICD 10
a) Eine abgegrenzte Periode einer abnormen und anhaltend gehobenen expansiven oder reizbaren Stimmung. b) Während der Periode mindestens drei der folgenden Symptome dauernd und in ausgeprägtem Maße vorhanden. 1. Gestörtes Selbstwertgefühl oder Größenideen 2. Vermindertes Schlafbedürfnis 3. Redseliger als gewöhnlich, Drang dauernd weiterzureden 4. Ideenflucht 5. Ablenkbarkeit 6. Steigerung zielgerichteter Aktivität 7. Exzessive Beschäftigung mit angenehmen Aktivitäten, die mit großer Wahrscheinlichkeit unangenehme Konsequenzen haben. c) Die veränderte Stimmungslage ist schwer genug ausgeprägt, um eine deutliche Einschränkung der beruflichen Leistungsfähigkeit, sozialer Aktivitäten oder Beziehungen zu verursachen. d, e und f) schließen aus, daß Wahn oder Haluzinationen ohne gleichzeitige deutliche affektive Symptome auftreten sowie eine Schizophrenie oder ein organischer Faktor der Störung vorhanden sind.	Situationsinadäquat gehobene Stimmung zwischen sorgloser Heiterkeit und unkontrollierbarer Erregbarkeit. Vermehrter Antrieb, Hyperaktivität, Rededrang, vermindertes Schlafbedürfnis. Soziale Hemmungen gehen verloren, es besteht starke Ablenkbarkeit, die Selbsteinschätzung ist überhöht, Größenideen werden frei geäußert. Die Episode sollte wenigstens eine Woche andauern und schwer genug sein, um die berufliche und soziale Funktionsfähigkeit mehr oder weniger vollständig zu unterbrechen. Die gehobene Stimmung soll dabei von vermehrtem Antrieb und mehreren der genannten Symptome, besonders Rededrang, vermindertem Schlafbedürfnis, Größenideen, übertriebenem Optimismus, begleitet sein.

Tabelle II. Diagnostische Kategorien und Leitlinien der depressiven Episode nach dem DSM-III-R sowie der ICD 10 (1,16).

DSM-III-R	ICD 10
Episode einer Major-Depression	
a) Mindestens fünf der folgenden Symptome bestehen während derselben Zwei-Wochen-Periode und stellen eine Änderung gegenüber der vorher bestehenden Leistungsfähigkeit dar; mindestens eines der Symptome ist entweder depressive Verstimmung oder Verlust an Interesse oder Freude. 1. Depressive Verstimmung 2. Deutlich vermindertes Interesse oder Freude an fast allen Aktivitäten 3. Deutlicher Gewichtsverlust oder Gewichtszunahme ohne Diät 4. Schlaflosigkeit oder vermehrter Schlaf 5. Motorische Unruhe oder Hemmung 6. Müdigkeit oder Energieverlust 7. Gefühl der Wertlosigkeit, exzessive oder unangemessene Schuldgefühle 8. Verminderte Fähigkeit zu Denken 9. Wiederkehrende Gedanken an den Tod	Die depressive Episode ist durch eine gedrückte Stimmung und Verminderung von Antrieb und Aktivität gekennzeichnet. Die Fähigkeit zur Freude, das Interesse und die Konzentration sind beeinträchtigt. Selbstwertgefühl und das Vertrauen sind fast immer beeinträchtigt, Schuldgefühle oder Gedanken über die eigene Wertlosigkeit bestehen, suizidale Gedanken und Handlungen sind häufig. Die depressive Episode kann von folgenden Symptomen begleitet werden: 1. Interessenverlust 2. Mangelnde Fähigkeit, auf eine freundliche Umgebung zu reagieren 3. Frühmorgendliches Erwachen zwei Std. oder mehr vor der gewohnten Zeit 4. Morgentief 5. Psychomotorische Hemmung oder Agitiertheit 6. Appetitverlust 7. Gewichtsverlust 8. Libidoverlust
b, c, d) schließen aus, daß organische Faktoren, normale Reaktionen auf Tod, Wahn oder Halluzinationen ohne gleichzeitige deutliche affektive Symptome oder eine Schizophrenie vorliegen.	

Wochen andauern und ein erhebliches Gequältsein und fast immer eine deutliche Behinderung verursachen. Die Häufigkeit von Episoden, das Verlaufsmuster von Remissionen und Rückfällen wird als sehr variabel beurteilt, wobei die Remissionen im Laufe der Zeit eher kürzer werden und im höheren Lebensalter Depressionen überwiegen und länger andauern (Tabelle II).

Historischer Exkurs

Detaillierte Beschreibungen von manischen Zustandsbildern bzw. zirkulären Psychosen im Kindes- und Jugendalter finden sich bereits 1887 bei *Emminghaus* (19). Nach *Emminghaus* beträgt die Phasendauer im Durchschnitt 5–7 Monate, die Prognose sei günstig. Die Diagnose der Manie läßt sich nach *Emminghaus* bei Kindern nicht ganz leicht stellen und »gründet sich auf die übermütige, ausgelassene Stimmung, die Selbstüberschätzung, die Zornesparoxysmen, welche bei Conflicten auftreten, auf den überstürzten Vorstellungsverlauf, welcher Illusionen (Personenverwechslung) mit sich bringen kann, auf die massenhaft, z. Teil perversen Begehrungen und Strebungen, auf die, wenn auch kürzere, Remissionen mit besonnenem Verhalten, die Störungen des Schlafes, der Ernährung, des Aussehens.«

Diagnostisch wichtig sei das Fehlen von eigentlichen Wahnideen und Halluzinationen (19). Bei 199 Fällen von Kinderpsychosen fand *Emminghaus* acht manische und 24 melancholische Episoden. Die depressiven Verläufe werden von *Emminghaus* in eine Melancholie simplex, eine Melancholie mit Angst bzw. Wahnvorstellungen oder Stupor unterteilt. Die Melancholie charakterisiert er »durch spontanen oder doch nicht hinreichend begründeten Seelenschmerz und diesem entsprechende Veränderungen des Fühlens (Gemütes), Vorstellens und Strebens«. Das zentrale Symptom besteht in einer »andauernden traurigen Verstimmung (Seelenschmerz)«, als wichtige weitere diagnostische Kriterien können »Abnahme des Körpergewichtes, elendes, gealtertes Aussehen, Verminderung des Appetits, des Schlafs, die Veränderung der Herztätigkeit, des Pulses, des Gefäßtonus« hinzukommen (19).

Ziehen (56) charakterisiert die Manie 1917 mit folgenden Hauptsymptomen: »Krankhafte Heiterkeit (Hyperthymie), Beschleunigung des Vorstellungsablaufs, krankhaft gesteigerter Bewegungsdrang (motorische Agitation)«. Während eine einfache einmalige Manie im Kindesalter nur selten aufträte, kämen einer »sog. periodischen Manie oder einem sog. cirkulären Irresein« eine weit größere Bedeutung zu. Die Symptomatologie beschreibt *Ziehen* (56) u.a. wie folgt: Zustände »pathologischer Heiterkeit« können sich mit »gesteigerter Zornmütigkeit« abwechseln. Die Ideenflucht äußere sich in unaufhörlichem schnellen Sprechen: »Das Kind läßt Eltern und Lehrer oft gar nicht zum Wort kommen, schwatzt beim Unterricht fortwährend dazwischen und kommt vom Hundertsten ins Tausendste. In den leichteren Fällen bleibt der Zusammenhang dieses ideenflüchtigen Geplauders noch leidlich gewahrt, in schweren Fällen kommt es zu sog. sekundärer Inkohärenz: Das Kind verliert fortwährend den Faden, reiht Sätze und Worte ohne Zusammenhang oder in ganz oberflächlichem Zusammenhang nach der Klangähnlichkeit (Reim) aneinander«. Im Unterschied zur Manie des Erwachsenen seien beim Kind und Jugendlichen Sinnestäuschungen häufiger. Ein gesteigertes Selbstgefühl mit »vorlautem Gebaren, Auflehnung gegen die Autorität der Eltern und Lehrer, phantastische Zukunftspläne« sowie »ausgesprochene Größenidee« ließe sich fast immer feststellen. Nach *Ziehen* (56) tritt die Manie im Kindes- und Jugendalter zuweilen ganz plötzlich ein, öfter bestehe eine mehrtägige und mehrwöchige Prodromalphase, die »Krankheitshöhe« würde in der Regel rasch erreicht und erstrecke sich meist über einige Wochen und Monate, wobei fast alle Fälle in Heilung ausgingen. Eine chronische Manie scheine kaum vorzukommen, wohl periodische Verlaufsformen mit größeren oder kleineren Zwischenräumen sowie eine zirkuläre Symptomatik. Die Melancholie kennzeichnet *Ziehen* (56) durch eine »krankhafte Traurigkeit (Depression), Verlangsamung des Denkablaufs (Denkhemmung), Bewegungshemmung (motorische Hemmung)«, wobei »das primäre Hauptsymptom die krankhafte Trägheit ist«. *Ziehen* (56) beobachtete im Kindesalter häufiger melancholische als manische Phasen. Als ätiologischen Faktor erkannte er ebenso wie *Emminghaus* (19) bereits die »bedeutsame Rolle der erblichen Belastung«. Wahn und Zwangsvorstellungen fanden sich im Rahmen der Melancholie nicht selten, wobei *Ziehen*

(56) die fast niemals fehlende körperliche Symptomatik sowie die Suizidgefahr hervorhebt. Obwohl Verlauf und Prognose sehr unterschiedlich wären, hätten depressive Phasen bessere Heilungschancen als manische.
Strohmayer (46) weist in seiner 1923 erschienenen »Psychopathologie des Kindesalters« darauf hin, »daß Verhaltensmerkmale, die besonders in den sog. ›Flegeljahren‹ (Pubertät) ins Üppige schießen, etwas Verwandtes mit der Manie haben. Was aber diese von der normalen Jugendtollheit trennt, das ist, daß bei der manischen Exaltation die normale Müdigkeit und der gesunde Schlaf ausbleibt«. *Strohmayer* (46) führt aus, daß ihm »die Melancholie in schwerer Form bei Kindern nicht häufig begegnet wäre«. Ausgeprägte Depressionen sah er meist im Rahmen einer Dementia praecox.
In *Homburgers* (23) 1926 publizierten »Vorlesungen über Psychopathologie des Kindesalters« werden die »Zyklothymen« auf 21 Seiten beschrieben. *Homburger* (23) differenziert zwischen endogenen und exogenen Faktoren der Stimmungsschwankung und geht auf die Schwierigkeit ein, eine noch normale von einer bereits pathologischen Verstimmung zu unterscheiden: »Tritt aber bei einem jahrelang unauffälligen und ausgeglichen dahinlebenden Kind die Neigung zu unmotiviertem Stimmungsumschlag zutage, so kann darin, es sei denn in der Reifezeit, nichts Gleichgültiges mehr erblickt werden. Vielmehr erhärtet sich der begründete Verdacht, daß nunmehr mit untypischen Äußerungen eine bis dahin verborgene, krankhafte Gemütsveranlagung hervorbricht, die als manisch-depressive Konstitution und in leichter Form als Zyklothymie bezeichnet wird«. *Homburger* (23) beschreibt die depressive und manische Symptomatik anhand mehrerer ausführlicher Fallbeispiele sehr anschaulich. Die Symptomdauer schwankt nach seinen Beobachtungen zwischen wenigen Tagen und einigen Monaten, der Verlauf sei variabel: »Es kommen schnelle und langsame Genesungen mit Rückschlägen vor, jähe Umschläge in die manische Erregung, Rückfälle nach kurzer Pause«. Das manische Krankheitsbild zeige die »Färbung der Alterstufe« viel stärker als die depressive Verstimmung. Die Kinder und Jugendlichen würden in ihrem Sozialverhalten auffallen, sie überschritten Normen und Regeln, – »die guten Verkehrsformen« – und brächten die Umgebung zur Verzweiflung. Die Prognose sei gut, da häufig »völlige Wiederherstellung ohne Schädigung der

geistigen Fähigkeiten« eintrete, andererseits stellten »gehäufte Anfälle ein enormes Hindernis für die Entfaltung der geistigen Anlagen« dar.
Während die affektiven Psychosen im *Lehrbuch der Psychopathologie des Kindesalters* von *Benjamin* et al. (7) keine Beachtung finden, gehen *von Stockert* (50) und *Tramer* (49) nur kurz darauf ein, ohne den früheren Beschreibungen wesentliches hinzuzufügen. Zusammenfassend ist festzuhalten, daß sowohl die diagnostischen und differentialdiagnostischen Kriterien als auch die Hinweise zur Ätiologie, Prognose und Verlaufstypologie affektiver Psychosen bereits von *Emminghaus* (19), *Ziehen* (56) und *Homburger* (23) in entscheidenden, noch heute geltenden Aspekten erkannt und beschrieben wurden (27, 43).

Häufigkeit affektiver Psychosen im Jugendalter

Die Häufigkeit affektiver Psychosen wird in der Literatur zwischen 0,3 und 3% angegeben. Das mittlere Erkrankungsalter liegt um 30 Jahre. Vor dem 20. Lebensjahr erkranken ca. 20% der Patienten. Eine Erkrankung vor dem zehnten Lebensjahr ist sehr unwahrscheinlich. Für die ersten 20 Lebensjahre ergibt sich eine Morbiditätsrate von 0,05% bis 0,1%. Daß affektive Störungen keineswegs seltene Erkrankungen im Jugendalter darstellen, wird deutlich, wenn man zwischen der ersten klinischen bzw. ambulanten Behandlung und dem ersten Auftreten einer typischen psychopa-

Tabelle III. Kumulative Häufigkeit des Altersbeginns affektiver Psychosen nach *Loranger* und *Levine* (33) (n = 200) aus *Lehmkuhl* (30).

Altersintervall in Jahren	Erste stationäre Behandlung (%)	Erste ambulante Behandlung (%)	Auftreten psychopathologischer Symptome (%)
5–9	0	0,5	0,5
10–14	3	4	8
15–19	12	16	20
20–24	33	37	39
25–29	42	45	48
30–49	80	83	88
50–69	98	99	99

thologischen Symptomatik differenziert. In der Untersuchung von *Loranger* und *Levine* (33) wiesen 20% der Patienten bereits spezifische Auffälligkeiten zwischen dem 15. und 19. Lebensjahr auf, selten kam es hingegen in dieser Altersgruppe zu einer klinischen Einweisung (Tabelle III). 43% der Patienten von *Baron* et al. (6) erkrankten vor dem 15. Lebensjahr.
In der kinder- und jugendpsychiatrischen Klinik in Mannheim wurden zwischen 1977 und 1987 99 Kinder und Jugendliche wegen einer Pychose stationär behandelt, 20% davon wegen einer affektiven Psychose (9, 10, Tabelle IV). Bei den affektiven Psychosen überwiegen in Übereinstimmung mit *Landolt* (28) und *Welner* et al. (53) die manischen Zustandsbilder. Bei diesen sind wiederum die monopolaren Manien etwas häufiger als die Manien im Rahmen einer zirkulären Verlaufsform (Tabelle V). Der Altersmittelwert bei der Aufnahme lag bei 16,6 Jahren, der jüngste Patient war 14 und der älteste fast 19 Jahre alt. Das Verhältnis von Jungen zu Mädchen betrug 2 : 1; die mittlere Behandlungsdauer 17 Wochen (9, 10).

Tabelle IV. Diagnoseverteilung stationär behandelter Jugendlicher mit einer Psychose (n = 99) (aus 9).

Diagnose	n	%
Gesamt	99	100
Schizophrene Psychosen	71	72
Affektive Psychosen	20	20
Reaktive Psychosen	4	4
Paranoide Psychosen	2	2
Organische Psychosen	2	2

Tabelle V. Diagnoseverteilung der stationär behandelten Kinder und Jugendlichen mit einer affektiven Psychose (n = 20) (aus 10).

Diagnose	n
Manie monopolar	9
Depression monopolar	1
Manie zirkulär	6
Zirkulär, ohne Angabe über Zustandsbild	2
Mischzustand	2

Diagnose und Differentialdiagnose affektiver Psychosen bei Jugendlichen

Weiner (52) betont, daß sich die Symptome einer affektiven Psychose je nach Entwicklungsstand der Patienten unterscheiden und zwischen Veränderungen in der Kindheit, der frühen, mittleren und späteren Adoleszenz differenziert werden muß (22). Die zuvor dargestellten diagnostischen Kriterien der affektiven Psychosen sollten deshalb für das Jugendalter ergänzt bzw. adaptiert werden: Dieser Aspekt fand in der ICD 10 dahingehend Beachtung, daß auf die beträchtlichen individuellen Variationen der Symptomatik, besonders im Jugendalter, hingewiesen wurde.
Bereits *Ziehen* (55) fügte seinem Buch »Das Seelenleben der Jugendlichen« 1931 einen kurzen Schlußabschnitt an, um »die auch der Beobachtung des Laien zugänglichen Frühsymptome der wichtigsten in der Pubertät auftretenden Geistesstörungen kurz zusammenzufassen«. Anlaß ist »die überaus traurige Erfahrung in meiner Sprechstunde für verwahrloste Kinder und Jugendliche, daß beginnende Geistesstörungen in der Pubertät außerordentlich oft übersehen werden und daraus für das erkrankte Individuum selbst wie für seine Familie und die Allgemeinheit die schwersten Nachteile entstehen, nicht selten zum Beispiel auch die günstigste Zeit für die Heilung versäumt wird«.
Besonders affektive Psychosen werden bei Jugendlichen vor allem zu Beginn der Erkrankung leicht verkannt. Dafür sind mehrere Gründe verantwortlich (12, 30, 31, 38, 29):

1. Die Symptomatik affektiver Psychosen ist alters- und entwicklungsabhängig. Sie kann sich vom erwachsenentypischen Erscheinungsbild deutlich unterscheiden und ist häufiger weniger eindeutig ausgeprägt.
2. Bei Jugendlichen finden sich in der Regel eine Anzahl möglicher auslösender Faktoren, die zunächst häufig als Erklärung für die Verhaltensveränderungen herangezogen werden. Schul- bzw. Ausbildungsprobleme, Ablösungskonflikte und Beziehungsschwierigkeiten mit Gleichaltrigen stellen jedoch alterstypische Belastungen dieser Altersgruppe dar und sollten bei einem phasenhaften Verlauf, einer plötzlichen Veränderung des Verhaltens bei zuvor eher angepaßter Persönlichkeitsentwicklung hinsichtlich ihrer ätiologischen Bedeutung hinterfragt werden.

3. Manische Phasen können als Trotz, Hyperaktivität oder dissoziale Störungen interpretiert werden. Bei unklarem Drogenabusus werden dabei manische Zustandsbilder oft irrtümlich auf den Drogenkonsum zurückgeführt, wobei dieser jedoch bereits im Zusammenhang mit der Erkrankung stehen kann und nicht umgekehrt, zumal die Persönlichkeitsstruktur dieser Jugendlichen prämorbid eher angepaßt und anankastisch ist.
Depressive Symptome werden häufiger als Reaktion auf Schule oder häusliche Probleme interpretiert, während umgekehrt die schwierige Situation in der Schule oder zu Hause als Folge der depressiven Phase aufgetreten sein kann. Die Diagnose einer endogenen Depression ist dabei nach *Nissen* (35, 36) vor dem zwölften Lebensjahr kaum möglich. Tagesschwankungen werden häufig als reaktive Störungen eingeschätzt oder nicht erkannt. *Spiel* (44) hebt hervor, daß der Tagesablauf eines Schulkindes im krassen Gegensatz zu den gestellten Anforderungen in der Schule und dem Lebensrhythmus endogen Verstimmter steht. Gerade in dieser Altersstufe wird am Morgen ein hoher Grad an Aktivität und Vitalität verlangt. Morgens muß die größte Leistung erbracht werden, am Nachmittag wird ein Nachlassen toleriert, jedoch besitzen die Patienten zu diesem Zeitpunkt ihr Leistungsmaximum. Tagesschwankungen sind auch wegen der situationsspezifischen Beobachtung öfter nur schwer objektivierbar (40).
Stutte (47) weist darauf hin, daß starke vegetative und körperliche Symptome bei diesen Kindern im Vordergrund stehen können, die dann als »Nervosität« fehlgedeutet werden. Schwierig kann auch die Abgrenzung von phobischen Ängsten, Zwängen und hypochondrischen Beschwerden sein. Die Kinder klagen häufig über Angst, Appetit- und Schlafstörungen. Auch diese Symptome können als neurotische Reaktion mißverstanden werden, ebenso wie die psychosomatischen Beschwerden, die motorische Verlangsamung und Erschöpfbarkeit, die sich z.B. hinter einer demonstrativen Schulangst und Anpassungsstörungen verbergen. Im Gegensatz zur Psychopathologie Erwachsener lassen sich Verarmungs- und Versündigungsideen kaum finden. Häufiger treten dafür Schuldgefühle auf, die sich als auf die Schule bezogene Versagensängste äußern.
4. Die Abgrenzung von schizophrenen Psychosen kann ebenfalls problematisch sein. So behandelten *Horowitz* (24) sowie *Carlson* und *Strober*

(13, 14, 15) acht bzw. sechs jugendliche Patienten mit einer manisch-depressiven Erkrankung, die bei vorherigen Krankenhausaufenthalten ausnahmslos als schizophrene Psychosen klassifiziert wurden. Bei 12 der 20 von uns behandelten Patienten war bei Erkrankungsbeginn bzw. bei Zuweisung ebenfalls eine Diagnose aus dem schizophrenen Formkreis gestellt worden. Bei depressiven oder manischen Zustandsbildern bleibt deshalb die genaue nosologische Einordnung am Krankheitsbeginn oft fraglich, weil isolierte, nicht rezidivierende psychotische Phasen oder schizophrene Schübe ohne langfristige Katamnesen keine eindeutige Klassifikation erlauben. Deshalb sprechen manche Autoren auch nur von endogenen Psychosen, da zyklothyme Phasen auch vor dem Eintreten schizophrener Psychosen beobachtet wurden (17, 18, 31, 32). Unsere eigenen Ergebnisse sowie die Daten der Literatur sprechen jedoch für eine eindeutige differentialdiagnostische Abgrenzbarkeit manisch-depressiver Erkrankungen im Jugendalter von schizophrenen Psychosen (39).

Untersuchungen zur Klinik und zum Verlauf affektiver Psychosen im Jugendalter

Poustka und *Lehmkuhl* (39) berichteten über die Symptomkonfiguration von 14 Patienten im Alter zwischen 14 bis 17 Jahren, die wegen der Diagnose eines manischen Zustandsbildes behandelt wurden. Von diesen 14 Patienten waren elf mindestens einmal zuvor stationär behandelt worden. Tabelle VI und VII fassen Informationen über die Diagnose bei der Erstbehandlung sowie über die Symptomkonfiguration zusammen und beziehen sich auf den gesamten Erkrankungszeitraum unter Zuhilfenahme aller Vorberichte (39). Die häufigsten Symptome der depressiven Phase bestanden in einer deutlichen Verstimmung, Antriebsschwäche, vermehrter Unruhe, Selbstvorwürfen, Interesseverlust und Konzentrationsstörungen sowie für die manische Phase in einer gehobenen Stimmung, Größenideen, Gereiztheit, Schlaf- und Antriebsstörungen. Die Ergebnisse verdeutlichen, daß sich bei den ersten Episoden die diagnostische Zuordnung häufig als sehr schwierig erweist (14, 15, 21).

Die Symptomatik zum Behandlungsbeginn und im weiteren Verlauf über

Tabelle VI. Diagnose bei Ersterkrankung und im weiteren Verlauf sowie Patientenmerkmale bei Jugendlichen mit einer manisch-depressiven Erkrankung (aus 39).

Patient	Geschlecht	Alter (Jahre)	Diagnose (ICD) bei Ersterkrankung bzw. Zuweisung	Alter (Jahre)	Diagnose (ICD) bei letzter stationärer Aufnahme	Anzahl der bisherigen Phasen	Erste Phase[a]	Abfolge der weiteren Phasen[a]	Durchschnittl. Phasendauer (Wochen)	Früheste Wiederbelastbarkeit (Wochen)	Krankheitsdauer und Katamnesezeitraum (Jahre)
M.C.	w	17,3	Hebephrenie (295.1)	17,6	Manie (296.0)	1	m	–	8	3	1,7
B.K.	w	15,8	Akute schizophr. Episode (295.4)	15,10	Manie (296.0)	2	m	m	6	3	1,9
S.T.	w	15,10	Neurot. Depression (300.4)	16,3	Manisch-depressive Psychose (296.3)	2	d	m	14	3	2,6
J.S.	w	14,5	Paranoide Schizophrenie (295.3)	16,4	Manisch-depressive Psychose (296.2)	6	m	d-m-m-d-m	12	4	3,9
A.S.	m	15,2	Affektive Psychose (296.)	16,8	Manisch-depressive Psychose (296.2)	3	m	m-m	7	2	1,6
R.W.	m	17,7	Manie (296.0)	17,7	Manie (296.0)	1	m	–	4	3	1,5
A.A.	m	15,1	Neurot. Depression (300.4)	15,9	Manisch-depressive Psychose (296.2)	4	d	m-d-m	8	3	1,9
H.A.	m	15,6	Paranoide Schizophrenie (295.3)	16,7	Manisch-depressive Psychose (296.4)	2	Mb	Mb	18	5	2,6

J.O.	w	14,1	Zwangsneurose (300.3)	17,11	Manisch-depressive Psychose (296.2)	3	d	m-m	15	4	4,10
D.P.	w	15,8	Katatonie (295.2) Anorexie	17,9	Manisch-depressive Psychose (296.2)	2	d	m	8	3	0,8
S.K.	w	14,8	Organ bed. psychot. Zustandsb. (294.9)	14,8	Manie (296.0)	2	m	m	8	4	0,6
R.D.	m	14,11	Hebephrenie (295.1)	14,11	Manisch-depressive Psychose (296.2)	3	m	d-m	9	3	3
A.B.	w	16,5	Paranoide Schizophrenie (295.3)	17,3	Schizo-affektive Psychose (295.7)	3	m	m-m	23	4	2,6
B.W.	m	14,5	Paranoide Schizophrenie (295.3)	15,1	Schizo-affektive Psychose (295.7)	7	d	m-d-m-d-m-d	10	3	4,7

[a]d = depressiv, Mb = Mischbild, m = manisch

Tabelle VII. Symptomkonfiguration bei den untersuchten Patienten (aus 39).

	Patient														Gesamt
	M.C.	B.K.	S.T.	J.S.	A.S.	R.W.	A.A.	H.A.	J.O.	D.P.	S.K.	R.D.	A.B.	B.W.	
Symptome der Depression															
Depression, depressive Verstimmung			+	+	+		+	+	+	+		+	+	+	10
Motorische Verlangsamung			+	+			+	+	+	+		+	+	+	9
Konzentrationsstörung	+	+	+	+	+	+	+	+	+	+	+	+	+	+	14
Unruhe	+	+	+	+	+	+	+	+	+	+	+	+	+	+	14
Interessenverlust			+	+	+		+	+	+	+		+	+	+	10
Suizidgedanken			+	+		+	+		+			+	+		7
Selbstvorwürfe			+	+	+		+	+		+		+	+		8
Gewichtsverlust	+		+	+					+	+					5
Symptome der Manie															
Euphorisch-expansiv	+	+	+	+	+	+	+	+	+	+	+	+	+	+	14
Aggressivität	+	+	+	+	+	+	+	+	+	+	+	+	+	+	14
Größenideen	+	+	+	+	+	+	+	+	+	+	+	+	+		13
Ablenkbarkeit	+	+	+	+	+	+	+	+	+	+	+	+	+	+	14
Schlafstörungen	+	+	+	+	+	+	+	+		+	+	+	+	+	13
Überaktivität	+	+	+	+	+	+	+	+		+	+	+	+	+	13
Ideenflucht	+	+	+	+	+	+	+	+	+	+	+	+	+	+	14
Auffallende Kleidung				+		+							+		3

die ersten 20 Wochen ist in Tabelle VIII dargestellt. Trotz einer insgesamt guten Rückbildung unter einer entsprechenden Medikation bleiben Störungen der Aufmerksamkeit, affektiven Verstimmung, des Antriebs sowie eine erhöhte Aggressivität auch nach fünf Monaten bei den jugendlichen Patienten häufig nachweisbar.

Remschmidt et al. (41) wiesen auf die vielfältigen Angstsymptome bei affektiven Psychosen im Jugendalter hin mit einer vermehrten Allgemeinängstlichkeit, aber auch Grübelzwängen, phobischen Ängsten, Furcht vor Krankheit und Schulangst. Die Vitalsphäre war ebenfalls häufig beeinträchtigt, die Patienten klagten u.a. über Schlafstörungen, Kopfschmerzen, Appetitstörungen und Herzbeschwerden.

Für die prognostische Einschätzung ist es wichtig zu wissen, daß affektive Störungen im Jugendalter einen raschen Phasenwechsel und eine kurze Phasendauer aufweisen und häufig mit einer Manie bzw. einem bipolaren Verlauf beginnen, der zu häufigen Episoden neigt (8, 51).

Während bei Erwachsenen eine Phase bis zu sechs oder sogar acht Monaten andauern kann (2, 3, 35, 34), werden für das Kindes- und Jugendalter entsprechend unseren Erfahrungen (Tabelle VI) deutlich kürzere Phasen von bis zu wenigen Wochen beschrieben (42). Die Dauer des freien Intervalls ist im Jugendalter im Mittel ebenfalls kürzer (41), d.h. die verschiedenen Phasen können sich in rascher Aufeinanderfolge abwechseln.

Tabelle VIII. Verlauf der Symptomatik während der stationären Behandlung von affektiven Psychosen (n = 20) (aus 10).

Symptomatik	Bei der Aufnahme	Nach 4 Wochen	Nach 12 Wochen
Orientierungsstörungen	12	5	3
Störungen der Aufmerksamkeit	15	12	11
Denkstörungen	15	7	3
Zwänge/Phobien	7	4	1
Wahn	3	1	0
Affektive Verstimmungen	20	16	12
Antriebssteigerung	15	10	5
Antriebsverminderung	5	5	5
Aggressivität	11	7	8

Olsen (37) konnte nur bei 28% seiner Patienten eine weitgehende Symptomfreiheit und soziale Integration feststellen. Vergleichbare Ergebnisse berichten auch *Taylor* und *Abrams* (48) und *Weiner* (52), wobei vor allem der frühe Beginn einer affektiven Psychose prognostisch ungünstig zu bewerten ist, während unipolare depressive Verläufe später auftreten und wesentlich besser ausheilen. *Boeters* (11) wertet ebenfalls die Manie im Jugendalter als prognostisch ungünstig, da mit einem rasch rekurrierenden bipolaren Verlauf zu rechnen sei. Depressive Verläufe haben ebenso wie im Erwachsenenalter die günstigste Entwicklung (2, 3). Bei Patienten mit einem frühen Krankheitsbeginn kommt es verstärkt zu kognitiven Ausfällen (48).

Behandlungsindikation bei affektiven Psychosen im Jugendalter

Bei manischen bzw. depressiven Phasen sollte die Behandlung möglichst im stationären Rahmen beginnen. Selbstgefährdung und die zumeist nicht oder nur sehr gering vorhandene Motivation und Compliance lassen sich zumeist nur unter klinischen Bedingungen auffangen. Aufgrund der schlechten Prognose bei einem frühen Erkrankungsbeginn sollte eine spezifische Therapie rechtzeitig begonnen werden. Der multimodale Behandlungsplan muß hierbei neben stützender Psychotherapie, Elternberatung, Physiotherapie, Beschäftigungstherapie und sozialtherapeutischen Maßnahmen eine gezielte Psychopharmaka-Medikation einschließen (29). In der Akutphase ist die Gabe von hoch- und niederpotenten Neuroleptika z.B. Haloperidol, Chlorprothixen oder Levomepromazin indiziert. Lithiumsalze wirken zwar auch antimanisch, jedoch sollte ihre prophylaktische Langzeitverordnung nach *Angst* (3) erst beim Auftreten einer 2. Phase (bei unipolaren Depressionen nach Auftreten der 3. Phase) begonnen werden (s. Beiträge von *Blanz*, S. 70 und *Poustka,* S. 82). Bei depressiven Phasen stellt vor allem die erhöhte Suizidgefahr eine Indikation zur stationären Behandlung dar. Da die volle Wirksamkeit der Antidepressiva erst 2–3 Wochen nach Therapiebeginn erreicht wird und die antriebssteigernde vor der stimmungsaufhellenden Wirkung einsetzt, muß in dieser Zeit auf suizidale Impulse besonders geachtet werden, insbesondere bei einem ambulanten Behandlungsbeginn.

Abschließend soll noch einmal darauf hingewiesen werden, daß affektive Psychosen im Jugendalter häufig nicht erkannt werden und es deshalb notwendig ist, die alterstypischen Besonderheiten in die diagnostischen und differentialdiagnostischen Überlegungen miteinzubeziehen. Die insgeamt nicht günstige Prognose hängt entscheidend davon ab, inwieweit es gelingt, eine prophylaktische Langzeittherapie möglichst frühzeitig zu beginnen und eine ausreichende Compliance für die therapeutischen Maßnahmen zu erreichen. Auch wenn *Welner* et al. (53) über schlechte prognostische Ergebnisse trotz einer Lithiumbehandlung berichten, konnten wir bci 3/4 unserer Patienten eine deutliche Verringerung der Phasenintensität und Phasenhäufigkeit unter einer Lithium- und/oder Carbamazepin-Prophylaxe feststellen (4, 38, 39, 54). Diese Befunde sollten dazu anregen, bei der Diagnosestellung einer affektiven Psychose im Jugendalter eine entsprechende prophylaktische Psychopharmaka-Behandlung einzuleiten.

Literatur

1 American Psychiatric Association (1989) Diagnostic and statistical manual of mental disorders – DSM-III-R. American Psychiatric Association, Washington (Deutsche Bearbeitung: Wittchen HU, Saß H, Zaudig M, Koehler K; Beltz, Weinheim Basel)
2 Angst J, Perris C (1968) Zur Nosologie endogener Depressionen. Arch Psychiatr 210:373–386
3 Angst J (1980) Verlauf unipolar depressiver, bipolar manisch-depressiver und schizoaffektiver Erkrankungen und Psychosen. Ergebnisse einer prospektiven Studie. Fortschr Neurol Psychiatr 48:3–30
4 Annell AL (1969) Manic-depressive illness in children and effect of treatment with lithium carbonate. Acta Paedopsychiatr 36:292–300
5 Anthony J, Scott P (1960) Manic-depressive psychosis in childhood. J Child Psychol Psychatry 1:53–72
6 Baron M, Risch N, Mendlewicz J (1983) Age at onset in bipolar-related major affective illness: Clinical and genetic implications. J Psychiatr Res 17:5–18
7 Benjamin E, Hanselmann H, Isserlin M, Lutz J, Ronald A (1938) Lehrbuch der Psychopathologie des Kindesalters. Rotapfel, Erlenbach Zürich
8 Berg I, Hullin R, Allsopp M, O'Brien P, Mac Donald R (1974) Bipolar manic-depressive psychosis in early adolescence. Br J Psychiatry 125:416–417
9 Blanz B, Lehmkuhl G, Poustka F (1989) Affektive Psychosen im Jugendalter. Psycho 15:886–896
10 Blanz B, Lehmkuhl G, Poustka F (1990) Manisch-depressive Psychosen im

Jugendalter: Diagnostische, differentialdiagnostische und therapeutische Aspekte. In: Lungershausen E, Kaschke WP, Witkowski RJ (eds) Affektive Psychosen. Schattauer, Stuttgart, pp 231–237
11 Boeters U (1980) Zum Verlauf jugendlicher Manien. In: Schimmelpfennig GW (ed) Psychatrische Verlaufsforschung. Huber, Bern
12 Carlson GA, Goodwin FK (1973) The stages of mania. Arch Gen Psychiatry 28:221–229
13 Carlson GA, Strober M (1979) Affective disorders in adolescence. Psychiatr Clin North Am 2:511–526
14 Carlson GA, Strober M (1978) Affective disorders in adolescence: Issues in misdiagnosis. J Clin Psychiatry 39:59–66
15 Carlson GA, Strober M (1978) Manic-depressive illness in early adolescence. J Am Acad Child Adolesc Psychiatry 17:138–153
16 Dilling H, Mombour W, Schmidt MH (1991) Internationale Klassifikation psychischer Störungen. ICD 10. Huber, Bern
17 Eggers C (1973) Verlaufsweisen kindlicher und präpubertaler Schizophrenien. Monogr Gesamtgeb Psychiatr. Springer, Berlin
18 Eggers C (1984) Beziehungen zwischen kindlichen Psychosen und Psychosen des Erwachsenenalters. In: Lempp R (ed) Psychische Entwicklung und Schizophrenie. Huber, Bern, pp 28–42
19 Emminghaus H (1887) Die psychischen Störungen des Kindesalters. Laupp, Tübingen
20 Feinstein SC, Wolpert EA (1973) Juvenile manic-depressive illness. J Am Acad Child Adolesc Psychiatry 12:123–136
21 Garvey MJ, Tuason VB (1980) Mania misidiagnosed as schizophrenia. J Child Psychol Psychiatry 41:75–78
22 Hassanyeh F, Davison K (1980) Bipolar affective psychosis with onset before age 16 years: Report of ten cases. Br J Psychiatry 137:530–539
23 Homburger A (1926) Vorlesungen über Psychopathologie des Kindesalters. Springer, Berlin
24 Horowitz HA (1977) Lithium and the treatment of adolescent manic depressive illness. Dis Nerv Syst 38:480–483
25 Kielholz P (1973) Die larvierte Depression. Huber, Bern
26 Koehler K, Sass H (1981) Der Maniebegriff seit Kraepelin. Nervenarzt 52:19–25
27 Lanczik M, Elliger T (1988) Die Görlitzer Psychiatrische Schule: Von Kahlbaum zu Ziehen. Zur Entwicklung einer systematischen Nosologie in der Kinder- und Jugendpsychiatrie. In: Friese HJ, Trott GE (eds) Depression in Kindheit und Jugend. Huber, Bern, pp 40–49
28 Landolt AD (1957) Follow-up studies on circular manic-depressive reactions occuring in the young. Bull NY Acad Med 33:65–72
29 Lehmkuhl G, Schmidt MH (1988) Katatone Psychosen im Jugendalter – eine Kasuistik zur Klinik und Therapie. Z Kinder Jugendpsychiatr 16:135–141
30 Lehmkuhl G (1986) Langzeitverlauf bei autistischen Syndromen und Psychosen. In: Schmidt MH, Drömann S (eds) Langzeitverlauf kinder- und jugend-

psychiatrischer Erkrankungen. Enke, Stuttgart, pp 46–61
31 Lempp R, Fuchs S (1988) Affektive, schizoaffektive und schizophrene Psychosen im Kindes- und Jugendalter. In: Friese HJ, Trott GE (eds) Depression in Kindheit und Jugend. Huber, Bern, pp 58–65
32 Lempp R (1973) Psychosen im Kindes- und Jugendalter. Huber, Bern
33 Loranger AW, Levine PM (1978) Age at onset of bipolar affective illness. Arch Gen Psychiatry 35:1345–1348
34 Matussek P, Halbach A, Troeger U (1965) Endogene Depression. Eine statistische Untersuchung unbehandelter Fälle. Urban & Schwarzenberg, München
35 Nissen G (1985) Affektive Psychosen. In: Remschmidt H, Schmidt MH (eds) Kinder- und Jugendpsychiatrie in Klinik und Praxis, Bd. II. Thieme, Stuttgart, pp 310–322
36 Nissen G (1971) Depressive Syndrome im Kindes- und Jugendalter. Springer, Berlin Heidelberg New York
37 Olsen T (1961) Follow-up study of manic-depressive patients whose first attack occured before the age of 19. Acta Psychiatr Scand (Suppl) 162:45–51
38 Poustka F, Lehmkuhl G (1983) Kombinationsbehandlung mit Lithium und Carbamazepin bei affektiven Psychosen im Jugendalter. Z Kinder Jugendpsychiatr 11:388–398
39 Poustka F, Lehmkuhl G (1982) Lithiumtherapie bei manisch-depressiven Psychosen im Jugendalter. Z Kinder Jugendpsychiatr 10:230–241
40 Puig-Antich J (1982) Major depression and conduct disorder in prepuberty. J Am Acad Child Psychiatry 21:118–128
41 Remschmidt H, Brechtel B, Mewe F (1973) Zum Krankheitsverlauf und zur Persönlichkeitsstruktur von Kindern und Jugendlichen mit endogen-phasischen Psychosen und reaktiven Depressionen. Acta Paedopsychiatr 40:2–17
42 Remschmidt H, Dauner J (1971) Zur Ätiologie und Differentialdiagnose depressiver Zustandsbilder bei Kindern und Jugendlichen. Jb Jugendpsychiat VIII 13. Huber, Bern
43 Seidel M (1987) Theordor Ziehen. Leben und Werk. Psychiatr Neurol Med Psychol 39:693–699
44 Spiel W (1961) Die endogenen Psychosen des Kindes- und Jugendalters. Karger, Basel
45 Strober M, Carlson GA (1982) Bipolar illness in adolescents with major depression. Arch Gen Psychiatry 39:549–555
46 Strohmayer W (1923) Die Psychopathologie des Kindesalters. Bergmann, München
47 Stutte H (1963) Endogen-phasische Psychosen des Kindesalters. Acta Paedopsychiatr 30:34–42
48 Taylor A, Abrams R (1981) Early and late onset of bipolar illness. Arch Gen Psychiatry 38:58–64
49 Tramer M (1964) Lehrbuch der allgemeinen Kinderpsychiatrie. Schwabe & Co, Basel
50 von Stockert FG (1939) Einführung in die Psychopathologie des Kindesalters. Urban & Schwarzenberg, Berlin

51 Warnecke L (1975) A case of manic-depressive illness in childhood. Can Psychiatr Assoc J 20:195–200
52 Weiner IB (1982) Child and adolescent psychopathology. Wiley, New York
53 Welner A, Welner Z, Fishman R (1979) Psychiatric adolescent inpatients: Eight- to ten-year follow-up. Arch Gen Psychiatry 36:698–700
54 Wunderlich HP (1990) Carbamazepin bei affektivten Psychosen. Zuckschwerdt, München Bern Wien San Francisco
55 Ziehen Th (1931) Das Seelenleben der Jugendlichen. Beyer & Söhne, Langensalza
56 Ziehen Th (1917) Die Geisteskrankheiten des Kindesalters. Reuther & Reichard, Berlin

Anschrift des Verfassers: *Prof. Dr. G. Lehmkuhl,* Klinik und Poliklinik für Kinder- und Jugendpsychiatrie der Universität zu Köln, Robert-Koch-Straße 10, W–5000 Köln 41

Zur Psychopathologie affektiver Psychosen im Kindes- und Jugendalter in der Forschungsrichtung von Karl Leonhard

K.-J. Neumärker
Klinik für Psychiatrie und Neurologie des Kindes- und Jugendalters, Medizinische Fakultät (Charité) der Humboldt-Universität zu Berlin

Einleitung

Im folgenden soll auf die Psychopathologie affektiver Psychosen und deren Vorkommen im Kindes- und Jugendalter eingegangen werden. Im Gegensatz zum Auftreten schizophrener Psychosen, an denen nicht gezweifelt wurde, bestand bis Ende der 50er Jahre Ungewißheit am Vorkommen eigenständiger affektiver Psychosen, zumindest vor der Pubertät. *Stutte* (53) hat 1963 nach Sichtung und Wertung kinderpsychiatrischer Lehrmeinungen die Diskussionen mit der Aussage zum Abschluß gebracht: »Das Vorkommen endogener, manisch-depressiver oder zirkulärer Psychosen bereits im Kindesalter, d.h. vor der Pubertät, ist nach den persönlichen kinderpsychiatrischen Erfahrungen unzweifelhaft«. *Spiel* (50) hatte 1961 nochmals das eigentliche Problem formuliert, das bereits den Klassikern der Psychiatrie hinlänglich bekannt war: Handelt es sich bei den vielfach dargestellten kasuistischen Beschreibungen manisch-depressiver Zustandsbilder tatsächlich um Psychosen mit Krankheitswert oder um »stark ausgeprägte zykloide Schwankungen«, »um quantitative Verschiebungen von hypomanischen oder konstitutionellen Psychopathen«.
Der Affektstörung und der klassifikatorischen Bearbeitung affektiver Symptome kommt in diesem Zusammenhang zweifellos eine herausragende Bedeutung zu, schließt aber die Frage nach der eigentlichen Spezifität psychopathologischer Symptome mit ein. Auf der Suche nach spezifischen nosologischen Faktoren stößt auch die Kinder- und Jugendpsychiatrie trotz moderner Diagnostik (u.a. biologische Mar-

ker) immer wieder an ihre Grenzen. Das ubiquitäre Vorkommen katatoner Symptome kann als der Problemfall schlechthin gelten. Die 1922 von *Lange* (21) dargelegten Untersuchungen über »katatonische Erscheinungen im Rahmen manischer Erkrankungen« fügen sich nahtlos in unser Thema ein. Die Analyse ausgewählter Krankheitsverläufe, deren bestimmende Faktoren, wie Erkrankungsalter, Phasen- bzw. Episodenzahl und Dauer, die Analyse der präpsychotischen Temperamente oder hereditären Faktoren, tragen zum besseren klassifikatorischen Verständnis bei. Am Beispiel von vier Krankengeschichten soll diesen Fragen nachgegangen werden, wobei vor allem auf die Erkenntnisse der Wernicke-Kleist-Leonhard-Richtung Bezug genommen wird (32).

Entwicklungspsychopathologische Aspekte

Psychische und psychopathologische Grundeigenschaften und Phänomene können von der biologischen und sozialen Entwicklung eines Menschen nicht losgelöst gesehen und beschrieben werden. Die deskriptiv phänomenologische Psychopathologie ist daher kein statisches Konstrukt, sondern eine entwicklungsabhängige, der Dynamik verpflichtete Wissenschaft. Die Entwicklungspsychopathologie berücksichtigt die individuellen und Geschlechtsunterschiede, die Kontinuität und den Wechsel des Verhaltens ebenso wie die Risiko-, protektiven- und genetischen Faktoren (46). Ausprägungsgrad, Intensität und Dauer psychopathologischer Erscheinungsweisen sind alters- und entwicklungsabhängig. Auch wenn nosologische Spezifität bislang noch nicht gegeben ist, bleibt es die Aufgabe des Kinder- und Jugendpsychiaters, die einzelnen psychopathologischen Symptome präzise zu beschreiben, ihre Interaktionen zu analysieren, sie zu klassifizieren und individuell ätiologisch zuzuordnen. Klassifikationssysteme, wie die ICD-10, tragen, von dieser Basis ausgehend, zur verbesserten operationalisierten Diagnostik in der Psychiatrie bei. Einer »reduktionistischen Deformierung«, die aus dem »Zwang zur pragmatischen Verkürzung psychopathologischer Differenzierungen«, nicht nur bei biologischen Forschungsprojekten, resultiert, muß entgegengewirkt werden, da sie sich auf die therapeutischen Konzepte und auf die Prognosebestimmung negativ auswirkt (47). Die Kritik an der Klassifikation »affektiver Störungen« innerhalb der ICD-10, u.a. das Fehlen der monopolaren Manie, die nicht nur von *Leonhard* (30) und *Schiwy* (49) differenziert beschrieben und im Kontext der Psychosen beurteilt wurde, oder einer Wichtung im Rahmen der Schweregradbestimmung bei depressiven Störungen, ist berechtigt (8). Besonders unter entwicklungspsychopathologischen Gesichtspunkten bedeuten diese Annahmen eine unzulässige Vereinfachung.

Affekt, Affektivität, Affektstörung

Der Affekt wird als ein intensiv erlebtes Gefühl verstanden und geht vor allem im Kindes- und Jugendalter mit somatischen und vegetativen Erscheinungen einher. Der Gefühlszustand kann krankhaft nach der Unlustseite (Depression) und Lustseite (Euphorie) verschoben sein. Einen besonders hohen Grad der Luststimmung stellt die Ekstase dar, bei der nach *Leonhard* (23) »die Stimmung den Mensch so vollkommen erfüllt, daß er allem anderen ... entrückt ist«. Auf der anderen Seite ist in der extremen Unlustsituation die Angst stets enthalten. Beide Stimmungsformen begegnen uns in der Angst-Glücks-Psychose, auf die noch eingegangen wird. Der oft rasche Wechsel von Lust- und Unlustgefühl tritt im Kindesalter am augenscheinlichsten hervor. Nach *Leonhard* (23) gehören die Gefühle normalerweise verschiedenen Schichten an. »Höchste seelische Gefühle« stehen für ihn »am Ende der Reihe, triebhafte am anderen Ende«. D.h. Gefühle wie Mitleid, Scham, Furcht, Trauer, Enttäuschung entstammen »einer viel höheren seelischen Schicht, als Gefühlszustände wie Hunger, Durst, Beklemmung«. *Leonhards* Auffassung von der Schichttheorie der Gefühle kann nur so verstanden werden, »daß eine Gefühlsart entwicklungsgeschichtlich älteren Ursprungs ist, als die andere«. Falsch wäre es anzunehmen, daß »nach Auftreten der nächsten Gefühlsschicht« die frühere ihre Entwicklung abgeschlossen habe (26; siehe hierzu auch

12). Die Altersabhängigkeit durch Reifung und die damit verbundene kognitive Entwicklung kommt hier zum Tragen. Auf die unterschiedlichen Gefühlsaktivitäten, die bei einem Säugling anders sind als bei einem Kind im Vorschul- oder Schulalter, kann an dieser Stelle nicht weiter eingegangen werden (4).

Mit dem übergreifenden Begriff Affektivität faßt *Beuler* (6) das »Gefühls- und Gemütsleben, die Affekte, die Stimmungen, die Emotionen und die Triebhaftigkeit« zusammen. Es handelt sich von daher um eine Zuordnung mehrerer Funktionen, die im einzelnen und in der Gesamtheit die Motorik, Mimik, Körperhaltung, Stimme, Gang des Menschen bestimmen. Wie tiefgreifend und verflochten körperliche Ausdruckserscheinungen, Mienen, Gesten, Phonen in ihrer Bedeutung für die Ausdruckslehre sind, hat *Leonhard* auch für das Kindes- und Jugendalter eindrucksvoll dargestellt (28, siehe auch 42). Die aufgeführten Erscheinungsweisen finden in den Affektsyndromen ihren Niederschlag. Hierunter versteht *Scharfetter* (48) Symptomverbände, »bei denen Stimmungsveränderungen im Mittelpunkt stehen«. Im einzelnen führt er an: depressives Syndrom, manisches Syndrom, schizophrenes Affektsyndrom, Angstsyndrom, Dysphorie, dysphorisches Syndrom, hypochondrisches Syndrom.

Antrieb, Antriebsstörung

Antrieb, als Grundaktivität des Menschen benannt, stellt eine Voraussetzung für Denken, Fühlen und Handeln dar. Das Antriebsverhalten ist individual-charakteristisch, das Antriebsniveau weist persönlichkeitskennzeichnende Eigenheiten auf (48). Bei den Psychosen haben nach *Klages* (15) die Zyklothymien und zirkulären Psychosen die engste innere Verbindung zum Antriebsgeschehen. *Störring* (52) hielt die manisch-depressive Krankheit für die Antriebskrankheit schlechthin. Antriebsstörungen im Sinne des Antriebsüberschusses bei der Manie oder der Antriebsminderung bei der Depression sind ihrem Wesen nach psychpathologische Grundstörungen bei den affektiven Psychosen. Das Bild der Psychopathologie des Antriebs bei Kindern und Jugendlichen vor dem Hintergrund der hirnorganisch bedingten ätiologischen Vielfalt erfuhr in den letzten Jahren auch unter lokalisatorischen Gesichtspunkten eine intensive Bearbeitung. Erwähnt seien die Anschauungen von *Kleist* (16), der die höher gelegenen Teile des Stirnhirns für den Willensantrieb als entscheidend ansah. Der bei Erkrankung in dieser Region zu verzeichnende Initiativmangel stellt nach *Kleist* die eigentliche Ursache des Antriebsmangels dar, wobei die Patienten im Gegensatz zum Antriebsmangel bei den Psychosen Einsicht für ihre Störung aufbringen. Die Analyse der Antriebsstörungen reicht also von den affektiven Psychosen über die Katatonien (psychomotorische Störung) bis zum Frontalhirn- und hyperkinetischen Syndrom und schließt motivationsbedingte Antriebsschwankungen differentialdiagnostisch mit ein.

Psychomotorik, psychomotorische Störungen

Gemeint sind die nicht ausschließlich im neurologischen Bereich liegenden Störungen, sondern die mit der Psyche zusammenhängenden Bewegungsformen. Die Wernicke-Kleist-Leonhard-Richtung hat sich den psychomotorischen Störungen ausführlich gewidmet (16, 23, 30, 32, 55). Die Spontanbewegung, durch Willensimpulse hervorgerufen, wird dabei ebenso unterschieden wie die Reaktivbewegung in Reaktion auf einen äußeren Vorgang oder die Ausdrucks- bzw. Expressivbewegungen, deren Ursprung auf Gefühlsvorgänge zurückgeführt wird. Die psychische Komponente ist zwar bei der psychomotorischen Hyperkinese ebenso entscheidend wie bei der psychomotorischen Akinese, sie hat aber keine »Verbindung mit dem gesamtseelischen Zustand«, der bei Erregung der Manie ebenso gegeben ist, wie bei der melancholischen Hemmung, wo eine »allgemeine Verlangsamung und Erschwerung« das Bild beherrschen. Findet sich eine völlige Bewegungslosigkeit, wird vom melancholischen Stupor gesprochen (23). *Leonhard* (26) hebt unter diesen Gesichtspunkten die andersartige Wertigkeit des Gefühls heraus: »In den krankhaften Zuständen der Manie und der Melancholie erkennt man sehr deutlich, daß graduelle

Verschiedenheiten mit allen Übergängen von der psychomotorischen Gehemmtheit zur Erregtheit und von der Denkhemmung zur Ideenflucht hinüberführen, während sich das Gefühl nicht einfach graduell verschiebt, sondern in sein Gegenteil umschlägt«. Der gesamtseelische Zustand weist im Kindesalter noch nicht jene Reife und Stabilität auf, wie er uns vom Erwachsenen bekannt ist. Das Zustandsbild wird durch das rasche Umschlagen des Gefühls bestimmt. Veränderung der Motorik, einschließlich der Gesichtsmotorik, des Antriebs und des Denkens sind die Folge, wie wir sie im Zustand der affektiven Psychose finden.

Temperament, Persönlichkeit

Aufgrund der Tatsache, daß Temperamentsvariablen schon in früher Kindheit zu beobachten sind, eine genetische Bedingtheit also vorliegt, ist die Beurteilung präpsychotischer Temperamentseigenschaften von großem Nutzen. Es bleibt aber die Frage, ob ein zyklothymes Temperament eine Spielbreite der affektiven Psychose darstellt (»Ausdünnung«, 20), zumal beim Kind die Spannbreite lebensgeschichtlich erworbener Eigenschaften noch nicht voll zum Tragen kommt. *Leonhard* (34) vertritt die Auffassung, daß Kinder unter starken Belastungen eher nach der neurasthenischen und auch reizbaren Seite tendieren, als daß sie depressiv werden. Weiter führt er aus: »Wenn wir hypomanische Temperamente auch als Ausdruck zyklothymer Wesensart kennenlernen, so heißt das nicht, daß das Hypomanische und das Subdepressive immer eine Neigung zum Bipolaren aufweisen müßten«. Die von ihm herausgearbeiteten »affektiven Temperamente« weisen also »im allgemeinen keinen Zusammenhang mit der manisch-depressiven Krankheit auf« (30). An Einzelbeispielen und anhand systematischer Untersuchungen bei Erwachsenen gingen *Leonhard* et al. (24, 25, 39) im weiteren der Frage nach, ob bei monopolar auftretenden Erkrankungen »vielleicht auch das Temperament, das in der Familie gehäuft vorkommt, monopolar« ist. Im Ergebnis zeigt sich, daß die manische Neigung bzw. depressive Neigung in der manisch-depressiven Krankheit eine biologische Grundlage hat, die in der präpsychotischen Wesensart nicht erkennbar wird. In Zahlen ausgedrückt: Bei 48 bipolaren gegenüber 62 monopolar depressiven Patienten fand sich in 19% (19%) ein hypomanisches, in 60% (18%) ein zyklothymes, in 15% (56%) ein subdepressives und in 5% (7%) ein syntones Temperament. Das hypomanische Temperament war daher bei bipolar Erkrankten nicht häufiger zu verzeichnen als bei monopolar depressiven Kranken. Für das Kindes- und Jugendalter liegen bisher bei affektiven Psychosen keine systematischen Untersuchungen vor. Als Ausnahmen können Berichte von *Remschmidt* (45) und *Eggers* (9) angesehen werden. *Eggers* (9) hat zudem auf die prämorbid auffällige Charakterstruktur von fünf seiner 16 Patienten mit schizoaffektiven Psychosen aufmerksam gemacht. Sie waren »scheu, gehemmt, still, zurückgezogen, introvertiert, unsicher, ängstlich und kontaktgestört«. Die übrigen Patienten waren prämorbid unauffällig. *Eggers* ist neben *Lempp* und *Fuchs* (22) einer der wenigen Autoren, die sich mit den nicht unumstrittenen schizoaffektiven Psychosen im Kindesalter auseinandergesetzt haben (siehe hierzu auch 11). Erhebungen über die prämorbiden Persönlichkeits- und Temperamentseigenschaften bei affektiven Psychosen sind daher von großem Interesse (37), zumal die prämorbide Persönlichkeit als Risikofaktor für depressive Erkrankungen betrachtet wird.

Beschreibung von Krankheitsbildern

Am Beispiel von vier Krankheitsbildern soll der idealtypische Einzelfall mit seinen psychopathologischen Auffälligkeiten für die Identifikation einer affektiven Psychose herangezogen werden. Das Spektrum reicht von der manisch-depressiven, d.h. bipolaren affektiven Störung, über die monopolare Form bis zur Angst-Glücks-Psychose aus dem Formenkreis der zykloiden Psychosen nach *Leonhard*. Die psychopathologischen Bilder weisen auf der Symptomebene qualitative und quantitative Unterschiede auf, die eine klassifikatorische Zuordnung ermöglichen. Als Kriterien dienen der Symptomenkatalog nach *Leonhard* (31) und die Forschungskriterien der ICD-10 (14).

Manisch-depressive Krankheit (MDK nach Leonhard)
Bipolare affektive Störung (F 31; ICD-10)

Die *Familienanamnese* der 13,6 Jahre alten Patientin A.G. ist durch den Suizid des Bruders der Mutter belastet. Der Vater der Mutter war Trinker. Die Mutter der Patientin habe ein »schlechtes Nervenkostüm«. Von seiten des Vaters existieren keine Belastungen. Die Ehe der Eltern wurde geschieden als die Patientin (Einzelkind) sieben Jahre alt war. Sie hing sehr an ihrem Vater und hatte guten Kontakt mit ihm, währenddessen sich die Beziehung zu dem neuen Partner der Mutter von seiten der Patientin kompliziert gestaltete.
Eigenanamnese: Geburt und frühkindliche Entwicklung ohne Auffälligkeiten. Kindergartenbesuch, Einschulung zum Termin, tolerierte eine Umschulung mit 13 Jahren ohne Probleme. Wird von seiten der Schule als ehrgeizig, leistungsstrebig mit hoher Anspruchshaltung geschildert, ärgere sich über Mißerfolge, könne »Tadel schwer verkraften«. Mit Einsetzen der Menstruation im neunten Lebensjahr Klagen über »regelgebundene Schmerzen im Unterbauch«, bleibe dann einige Tage zu Hause, liege im Bett, könne sich »plötzlich nicht mehr konzentrieren«.
Drei Monate vor der stationären Aufnahme fiel sie durch Stimmungslabilität, Angstgefühl, Lebensüberdruß auf. Es bestanden diffuses Druckgefühl im Kopf, Übelkeit, morgendlicher Schwindel, Herzschmerzen und Konzentrationsstörungen in der Schule. Sie war »verändert«, unausgeglichen, »pessimistisch«. Im Zusammenhang mit einem Infekt bei einsetzender Menstruation kam es dann zu einem »nächtlichen Ausnahmezustand«, als die Mutter bei ihrem Lebenspartner übernachtete. Die Patientin geriet in Angst, »hatte den Wunsch zu sterben«, war am Morgen nicht in der Lage zu sprechen. Das Sprechunvermögen hielt ca. drei Stunden an. Ein hinzugezogener HNO-Arzt konnte nichts Pathologisches feststellen. Die Patientin klagte weiterhin über Konzentrationsschwäche, Bauchschmerzen und Herzschmerzen. Zwei Monate später trat ein akuter Hörverlust ein, der zur Aufnahme in eine Kinderklinik führte. Auch hier konnte kein pathologischer Befund erhoben werden. Wegen der weiterhin bestehenden de-

pressiven Stimmungslage erfolgte die *stationäre Aufnahme* in unsere Klinik. Während des sechswöchigen Aufenthaltes klangen die psychopathologischen Symptome ab, wenngleich mit dem Eintreten der Menstruation erneut Unwohlsein, Übelkeit und Bauchschmerzen angegeben wurden. Die abschließende testpsychologische Untersuchung (HAPEF-K; WIP) zeigte eine überdurchschnittlich intellektuelle Leistungsfähigkeit (IQ: 122), die Werte für Neurotizismus, Reaktion auf Mißerfolge und Extraversion waren unauffällig.

Fünf Wochen später meldete sich das Mädchen abends spontan zur stationären Aufnahme. Sie berichtete »wie aufgezogen«, daß sie sich in der Schule unerzogen und frech benehme, »die große Klappe« habe und »völlig aus dem Rahmen falle«. Weiterhin habe sie ihrer Mutter einen Brief geschrieben, in dem sie ihr mitteilt, daß sie schwanger sei, nachdem sie bereits ihre Lehrerin darüber informiert habe. Der Mutter fiel das veränderte Schriftbild auf. Die Schwangerschaft bestimmte ab sofort ihre weitere »Lebensplanung«. Bereits vorher verkündete die Patientin sehr verliebt zu sein, daß sie sich mit ihrem 15 Jahre alten Stiefbruder sexuell eingelassen habe. Angesichts der Schwangerschaft kommen ihr alle anderen Probleme »klein und häßlich« vor. Während der Exploration auf der Station ist sie hemmungslos, redet unentwegt, kommt vom Hundertsten ins Tausendste. Das Denken ist beschleunigt, ideenflüchtig, formal aber geordnet. Merkfähigkeit, Gedächtnis, Aufmerksamkeit und Wahrnehmung zeigen keine Einbußen. Ihre Mimik und Gestik sind außerordentlich lebhaft, die kritische Distanz zur Umwelt vermindert, der Antrieb gesteigert. Der Schwangerschaftstest fällt negativ aus! Alle klinischen Untersuchungen zeigen regelrechte Befunde. Die polygraphische Nachtableitung weist bei einer Gesamtschlafzeit von 335 Minuten eine REM-Latenz von 70 Minuten auf. Die Biorhythmik ist im Sinne einer verminderten Gesamtschlafzeit mit vermindertem Tiefschlaf gestört. Betroffen ist vor allem die erste Nachthälfte. Die manische Episode hält *sechs Wochen an*, dann wird die Patientin wieder »ruhiger«, in der Schule angepaßt mit guten Leistungen, bleibt aber weiterhin kritik- und distanzgemindert. Anläßlich einer Wochenendbeurlaubung verläßt die Patientin die Wohnung und begibt sich unbemerkt zu ihrem Großvater in eine 100 km entfernte

Stadt. Sie wird von dort abends von der Mutter mit dem Auto abgeholt. Am anderen Morgen ist das Mädchen nicht erweckbar. Es stellt sich heraus, daß die Patientin dem Großvater eine Packung Barbiturate entwendete. Im Blut konnte Kalypnon (42,8 µg/ml) nachgewiesen werden. Sie unternahm diesen Suizidversuch, da sie unter den Geschehnissen des manischen Bildes litt, sich von den Eltern nicht verstanden fühlte, und »große Angst hatte, von den Eltern für schlecht gehalten zu werden«. Es kam zunehmend zu einer affektiven Nivellierung mit depressivem Verhalten. Kopfschmerzen und allgemeines Unwohlsein stellten sich wieder ein. Sie war ängstlich und lebensüberdrüssig. Ständig setzte sie sich grüblerisch mit den Gefühlen, Wertungen und Meinungen der Eltern ihr gegenüber auseinander. Schriftstücke und ihr Tagebuch geben Auskunft über die sie bewegenden Probleme. Unter antidepressiver Pharmakotherapie stellt sich *über drei Monate* hinweg nach dem Suizidversuch eine klinische Besserung und Stabilität im affektiven Verhalten ein. Nach mehreren Wochenendbeurlaubungen ohne Komplikationen stürzt sie sich bei einer erneuten Beurlaubung aus dem siebten Stock der elterlichen Wohnung und stirbt mit 14,3 Jahren an den Folgen eines Schädel-Hirn-Traumas. Bei der Patientin bestand eine *hereditäre Belastung:* Die Mutter wird als nervös geschildert, deren Bruder endete durch Suizid, ihr Vater war Alkoholiker. Diese Angaben entsprechen dem gegenwärtigen Stand der Forschung, wonach die Beziehung zwischen positiver Familienanamnese und Morbiditätsrisiko als gesichert angesehen wird. Die Kindheit der Patientin war durch das *Verlusterlebnis* Vater infolge Scheidung der Eltern, als sie sieben Jahre alt war, gekennzeichnet. Nach den Untersuchungen von *Orvaschel* et al. (43) soll der Verlust eines Elternteils jedoch keinen Risikofaktor darstellen. *Prämorbid* wird die Patientin als ehrgeizig, leistungsstrebig mit hoher Anspruchshaltung und geringer Frustrationstoleranz geschildert. Nach der mit neun Jahren einsetzenden *Menarche* finden sich menstruationsabhängige Beschwerden in Form von Konzentrationsminderungen. Im Zusammenhang mit der Menstruation treten auch erstmalig psychopathologische Auffälligkeiten in Form von Stimmungslabilität, Angst und somatischen Beschwerden auf, die die ca. sechs Wochen anhaltende *erste depressive Episode* bestimmen. Nach einem fünfwöchigen Intervall kommt es zur *ersten manischen Episode*, die ca. sechs Wochen anhält und mit euphorischer Stimmung und Beglückungsideen einhergeht. Ihr folgt eine reaktiv mitausgelöste *zweite depressive Episode*, bei der Angst- und Insuffiziengefühle im Vordergrund stehen. Nach einem *Suizidversuch* kommt es im Alter von 14,3 Jahren, d.h. sieben Monate nach dem Auftreten der ersten Krankheitssymptome, zum *Suizid*.

Nach *Leonhard* (31), der die Symptome 2: labile Depression (im Gespräch aufhellbar); 5: labil-heitere Stimmung (Übergang in Gereiztheit) und 52: Stupor mit Depression als »charakteristisch« für dic manisch-depressive Krankheit ansieht, wäre im vorliegenden Fall das Symptom 2 in Anwendung zu bringen. Als »hinweisend« für die MDK gelten nach *Leonhard* die Symptome 8: Angst und Euphorie im raschen Wechsel (eher charakteristisch für Verwirrtheitspsychose, Motilitätspsychose und Kataphasie) und 47: psychomotorische Erregung mit vermehrten Ausdrucks- und Reaktivbewegungen (eher charakteristisch für Motilitätspsychose). Bei der Patientin treffen als »hinweisende« Symptome 8 und 47 zu. Nach den ICD-10 Kriterien handelt es sich um eine bipolare affektive Störung.

Manisch-depressive Krankheit (Leonhard)
Bipolare affektive Störung (F 31; ICD-10)
Rascher Phasenwechsel; »rapid cycling affective disorder«

U.S. ist das vierte von vier Geschwistern mit unauffälliger Familien- und Eigenanamnese. Mit 13 Jahren erkrankt sie an einem respiratorischen Infekt, der mit Penizillin behandelt wird. Infolge der Therapie kommt es zu einem Arzneimittelexanthem mit starker Schwellung im Vulvabereich. Die Behandlung erfolgt über zehn Tage mit Prednisolut. In diese Zeit fällt die Menarche. Vier Tage nach der Entlassung wird bei dem Mädchen ein »außergewöhnlicher Tatendrang« und »besondere Lebhaftigkeit« beobachtet: Sie schneidet sich die Haare ab, entwendet in einem Geschäft Süßigkeiten, beißt sie an, legt sie wieder zürück. Bei einer Mathematikarbeit kann die sonst in diesem Fach sehr gute Schülerin keine Aufgabe zu Ende rechnen. Sie wird von der Schule prämorbid als »ruhige und sehr fleißige Schülerin« beurteilt, die »peinlich darauf bedacht ist, alle Aufgaben zu erfüllen«. Nach zwölf Tagen ändert sich plötzlich das Verhalten. Im Anschluß an eine Rede des Direktors, bei der über »Ehrlichkeit und Aufrichtigkeit« gesprochen wird, bezieht die Patientin alles auf sich, spricht nur noch wenig und leise, läuft langsam, bewegt sich kaum. Zum Ausschluß einer organischen Erkrankung (Enzephalitisverdacht) wird sie in eine Kinderklinik aufgenommen. Außer einer vegetativen Stigmatisation kann kein organischer Befund erhoben werden. Liquor und EEG sind normal. Registriert werden »starre Mimik«, »ängstliche Gespanntheit«, Angst vor einer »schweren Erkrankung«. Unwesentliche und die Patientin kaum tangierende Ereignisse bezieht sie überwertig und pessimistisch auf sich, erlebt sie teilweise bedrohend. Die Menarche und die Erkrankung der Großmutter an einem Glaukom werden hierbei miteinbezogen. Der depressive Zustand hält elf Tage an und führt zur *stationären Aufnahme* in unsere Klinik. Es finden sich weiterhin psychomotorische Hemmung, gedrückte Stimmung, reduzierter Antrieb und verlangsamte Denkvollzüge. Nach 14 Tagen kommt es plötzlich zu einem Stimmungsumschlag mit hypomanischem Affekt, Antriebssteigerung und Beschleunigung des formalen Denkens. Die Patientin wirkt distanzlos, läppisch mit lebhafter Psychomotorik, ist »aufgedreht«, überaktiv, vorlaut. Nach weiteren zehn Tagen schlägt die affektive Symptomatik wieder um: Die Patientin ist »sehr ernst«, in ihrem Verhalten aber angepaßt. Innerhalb eines Tages erneuter Umschlag ins Läppische, dreht den Fernsehapparat ständig ein und aus, ist unkonzentriert, im Antrieb gesteigert. Das klinische Bild hält ca. eine Woche an, um dann erneut in ein depressives Bild umzuschlagen. Nach mehreren Therapieversuchen nunmehr Therapie mit Lithium. Auch hierunter wird vorerst eine hypomanische Stimmungslage beobachtet, gekennzeichnet durch Umtriebigkeit und mangelnder Konzentrationsfähigkeit. Eine erneut einsetzende depressive Phase mit hypochondrischen Leibgefühlstörungen in Form von »unangenehmem Stechen in den Augen und Schmerzen in den Extremitäten« führt zur Erweiterung der Therapie mit Carbamazepin. Unter Lithium und Carbamazepin wird eine dauerhafte Stabilität im psychischen Zustandsbild erreicht. Während der psychologischen Untersuchung (WIPKI, Benton-Test) arbeitet die Patientin schnell und konzentriert, zeigt ein weit über der Altersnorm entwickeltes intellektuelles Leistungsvermögen mit sehr gutem Allgemein- und Umweltwissen und sehr guten Fähigkeiten im abstrakt-logischen sowie kombinatorischen Denken (IQ = 119). Innerhalb der sechsmonatigen Beobachtungszeit treten mehrere depressive und manische Episoden auf.

Bei der Patientin bestanden weder eine hereditäre Belastung noch Verlusterlebnisse, die prä-, peri- und postnatale Entwicklung verlief unauffällig. An prämorbiden Eigenschaften werden aufgeführt: ruhig, fleißig, gewissenhaft, sehr ehrgeizig. Im zeitlichen Zusammenhang mit der Menarche und der mehrtägigen Therapie mit Prednisolut wegen eines Arzneimittelexanthems tritt erstmals eine *manische Episode* mit gesteigerter motorischer Aktivität und euphorischer Stimmung für zwölf Tage auf. Ihr folgt die *erste depressive Episode* über 15 Tage, gekennzeichnet durch starre Mimik, ängstlicher Gespanntheit, Beziehungsideen und reduziertem Antrieb. Daran schließt sich die *zweite manische Episode* mit Distanzlosigkeit, beschleunigtem Gedankengang, lebhafter Psychomotorik und hypomanischer Affektlage über zehn Tage an. In der Folge kommt es innerhalb eines Tages zu einem *zweiten depressiven Zustand* mit Ernsthaftigkeit und Zurückgezogenheit im Wechsel mit einer *dritten manischen Episode*, bei der läppisches Verhalten, gesteigerter Antrieb und Unkonzentriertheit das klinische Bild bestimmen. Nach weiteren sieben Tagen erneutes Umschlagen in die *dritte depressive Episode*, der sich in rascher Folge die *vierte manische Episode* mit hypomanischer Affektlage, Umtriebigkeit und Konzentrationsschwierigkeiten und die *vierte depressive Episode* mit hypochondrischen Körpersensationen und depressiver Stimmung anschließen.

Nach *Leonhard* (31) sind die Symptome 2 und 5 »charakteristisch«, die Symptome 8 und 47 »hinweisend« für eine manisch-depressive Erkrankung (siehe oben). Nach den ICD-Kriterien liegt eine bipolare affektive Störung (F 31.0) mit raschem Wechsel von hypomanischmanischen und depressiven Episoden vor. Der bei der Patientin vorkommende rasche Wechsel unterschiedlicher Episoden bringt das Krankheitsbild in die Nähe einer Subgruppe bipolarer affektiver Psychosen, der »rapid cycling affective disorder«. Sie sind gekennzeichnet durch das Auftreten von jährlich mindestens vier affektiven Krankheitsphasen bzw. zwei bipolaren Krankheitszyklen. Darunter können auch, wie im vorliegenden Fall, 48-Stunden-Zyklen »ultra-rapid-cycling« auftreten. Gegen diese konkrete Annahme spricht allerdings die Tatsache des Ersterkrankungsalters, das bei den Rapid-cycling-Syndromen im fünften Lebensjahrzehnt liegt (7, 10). Beweisende Untersuchungen, wie REM-Schlafparameter sowie neuroendokrinologische und biochemische Parameter, wurden bei unserer Patientin nicht durchgeführt.

Manie mit bleibendem hypomanischem Dauerzustand (Leonhard)
Manische Episode (F 30; ICD-10)
Manie ohne psychotische Symptome (F 30.1; ICD-10)

Familienanamnese, Eigenanamnese: Die 8,10 Jahre alte A.K. wurde unehelich geboren. Die Mutter schildert sich als sehr lebhaft und unruhig. Der Großvater mütterlicherseits war zeitweise sehr lebhaft und rege, aber auch jähzornig und drohte bei Auseinandersetzungen mit Suizid. Dessen Geschwister sollen ebenfalls »lebhaft und aktiv« gewesen sein.
Geburt und frühkindliche Entwicklung der Patientin unauffällig. Primäre Enuresis nocturna: näßt ein- bis zweimal pro Nacht ein. Zunächst Unterbringung in Wochenkrippe, dann im Heim. Hier wird über das Verhalten geklagt: sehr unruhig, lebhaft, schwer lenkbar, stets guter Laune. Termingerechte Einschulung, gute Leistungen. Ab der zweiten Klasse in Betragen ständig schlechte Noten, ist »ungezügelt«, »lebhaft«, »stört den Unterricht, lacht, schwatzt, ist geltungsstrebig, mache viel Theater«. Im Verhalten impulsiv, sehr wechselhaft, läßt sich nach Ermahnungen nicht beeindrucken, zeigt keine Neigung zum Trotz, bleibt oberflächlich und geht mit ihren Sachen »lie-

derlich« um. Diese Symptome führen zur *stationären Aufnahme*. Hier ist das Mädchen fast ununterbrochen motorisch in Bewegung, springt bei der Befragung vom Stuhl, beugt sich mit dem Oberkörper nach vorn, stützt die Hände auf den Boden, läßt sich fallen, zeigt »clownhafte Übertreibungen«, lacht anhaltend los, ist in gehobener Stimmung, nur wenn sie wegen des Einnässens angesprochen wird, ist sie kurzzeitig zu beeindrucken. Wegen ihrer Lebhaftigkeit, Unbändigkeit und Unruhe stört sie erheblich den Stationsablauf, läuft ständig umher. Bei Zuwendung steigert sich ihre Lebhaftigkeit, ist psychomotorisch unruhig, distanzlos, kritikschwach.

Die klinisch-neurologische und zerebrale Diagnostik ergibt normale Befunde. Die intellektuelle Ausstattung ist altersentsprechend. Eine medikamentöse Therapie erfolgt nicht. Unter verhaltenstherapeutischer Führung klingt das Akutbild nach zwei Monaten ab. Das nächtliche Einnässen tritt nur noch selten auf. Die Patientin ist »ruhiger«, leitbarer, zeigt keine Konzentrationsschwierigkeiten mehr, die schulischen Leistungen entsprechen den Anforderungen. Bei einer Nachuntersuchung nach zwei Jahren (Alter 10,10 Jahre) ist das Mädchen affektiv ausgeglichen, nur zeitweise etwas lebhaft, näßt nicht mehr ein. Die Schularbeiten werden ordentlich erledigt, sie hilft im Haushalt, vergißt gelegentlich Aufträge, bei entsprechender Aufforderung wird ihr Verhalten als »willig« bezeichnet. Die Eltern klagen darüber, daß das Mädchen nunmehr öfters »lüge«, gäbe aber nach längerem Gespräch die Wahrheit zu, zeitweise sei es zu »kleineren Diebstählen« gekommen, mit ihrem Taschengeld »gehe sie sorgsam um«.

Bezüglich der Wesenseigenschaften der Patientin kann von einer familiären Belastung im Sinne der Lebhaftigkeit und psychomotorischen Unruhe ausgegangen werden. Auch das Mädchen ist prämorbid unruhig, lebhaft, schwer leitbar und stets guter Stimmung. Die psychopathologischen Auffälligkeiten sind über zwei Monate zu beobachten und zeigen neben der manischen Stimmungslage Züge des hyperkinetischen Syndroms.

Für die Zuordnung zur reinen phasischen Psychose (reine Manie, reine Euphorie) ist nach *Leonhard* (31) die stabil heitere Stimmungslage (Symptom 6) »charakteristisch«. Sie war im vorliegenden Fall ebenso zu verzeichnen wie die Ideenflucht (Symptom 41), Rededrang (Symptom 45) und Vielgeschäftigkeit (Symptom 50). Nicht vorgefunden wurden die ebenfalls als »charakteristisch« angesehenen Größenideen (Symptom 27). Die ICD-Kriterien führen zur Klassifikation einer manischen Episode (F 30) im Sinne einer Manie ohne psychotische Symptome (F 30.1).

Angst-Glücks-Psychose (Leonhard)
In ICD-10 nicht aufgeführt

Die *Eigenanamnese* ist bei der 12,10 Jahre alten Patientin mit drohendem Abort in der Frühschwangerschaft, Geburt im achten Schwangerschaftsmonat und postpartaler Zyanose belastet. Frühkindliche motorische und psychische Entwicklung leicht verzögert. Kinderkrippe und Kindergartenbesuch, Einschulung mit sieben Jahren. Besucht zum Zeitpunkt der *stationären Aufnahme* die siebte Klasse mit guten bis sehr guten Leistungen.
Familienanamnese: Bruder der Mutter befand sich wegen »psychischer Störungen« mehrfach in stationärer Behandlung. *Prämorbid* wird die Patientin als heiter und optimistisch geschildert, die »nichts verbissen sieht«. Die Eltern beobachteten seit dem elften Lebensjahr gelegentlich »ängstliche Verstimmungen«: das Mädchen äußerte »Angst zu sterben«, »vergiftet zu werden«, Ängste und Befürchungen, daß sie »die Eltern nicht mehr lebend sehen würde«, treten in den Sommerferien – drei Monate vor der stationären Aufnahme – auf. Die akute Symptomatik setzt abends ein, als das Mädchen ihren Eltern unter Tränen mitteilt, daß sie eine Stimme höre, die ihr Aufträge erteile. Es sei »die Stimme Gottes«. Sie habe imperativen Charakter: »steh jetzt auf, mache die Türe zu, sonst kommst du nicht in den Himmel«. Die Stimme sei auch drohend gewesen. Am anderen Tage habe die Patientin das Eßgeschirr mehrfach abgewaschen aus Angst, sie könne sich vergiften. Mehrfach habe sie sich an- und ausgezogen, mußte zwanghaft mit den Füßen auf der Stelle treten. Mit gequältem Gesichtsausdruck ruft sie zwischendurch: »Ich halte es nicht mehr aus,

ich muß noch so viel machen«. Am anderen Tag, vom Kindergeburtstag kommend, ist sie zu Hause »sehr nervös, bricht in Tränen aus« und ruft »nun komme ich doch nicht in den Himmel«. Es stellt sich heraus, daß sie aus einem Gespräch mit dem Geistlichen entnommen hat, daß nicht alle Menschen in den Himmel kommen können. Bei der *stationären Aufnahme* fällt die Patientin durch ihre Lebhaftigkeit und Kontaktfreudigkeit auf. Sie redet ununterbrochen, wirkt hypomanisch und ideenflüchtig. Entschuldigt sich beim Untersucher wegen ihrer Weitschweifigkeit. Psychomotorisch sehr unruhig, nestelt mit den Händen ständig am eigenen Körper, sei nervös, dabei lebhafte, differenzierte Mimik. Mit der Angst und der Drohung der Stimme, nicht in den Himmel zu kommen, verbindet sie den Gedanken an den Tod. Die Vorstellung, »von Würmern zerfressen zu werden«, sei ihr »schrecklich«. Nach drei Wünschen befragt, antwortet sie pathetisch: ... »daß ich in den Himmel komme, ... daß alle Menschen in den Himmel kommen, ... daß auch alle Tiere in den Himmel kommen«. Fortwährend berichtet die Patientin über die Stimme, die sie als »Gedankenstimme« bezeichnet. Diese schreibe ihr vor, welche Dinge sie zu tun habe, z.B. »Doppelschritt« beim Laufen. Die Patientin ist dabei ängstlich, traurig, äußert Angst, Aufforderungen nicht befolgen zu können. Sie entwickelt eine massive Schulangst wegen vermeintlich schlechter Zensuren. Nach zehn Wochen bildet sich die Symptomatik, unterstützt durch neuroleptische Therapie, zurück. Die klinische und zerebrale Diagnostik (EEG, CT) ergibt keine Auffälligkeiten. Testpsychologisch (WIPKI, HAPEF-K) findet sich eine im oberen Normbereich ihrer Altersgruppe entwickelte intellektuelle Ausstattung (IQ = 115). Die Neurotizismuswerte sind unauffällig.

Neun Monate nach der Entlassung wird das Mädchen erneut stationär aufgenommen. Angst, Unruhe und Selbstbeschuldigungsideen bestimmen das Bild. Sie ist verzweifelt, daß sie nicht gesund sei. Die Stimme mit Befehlscharakter sei wieder aufgetreten, die Angst, nicht in den Himmel zu kommen, wird fortlaufend verbalisiert. Tritt man dem entgegen, ist die Patientin gereizt und gequält, lächelt aber zwischenzeitlich. Sie entwickelt erneut Zwangsideen und Zwangshandlungen, verbunden mit einem Waschzwang. Weiterhin führt sie ständige Kontrol-

len durch, ob die Türen geschlossen sind. Beim Laufen muß sie die Zahlen eins, zwei, drei, eins aussprechen. Dabei bedeutet eins »Leben«, zwei »Tod«, drei »Auferstehung«, wieder 1 »ewiges Leben«. Nach ca. acht Wochen klingen die Symptome unter neuroleptischer Therapie ab. Testpsychologisch (HAWIK-R; α2) bestehen keine Defizite in der intellektuellen Leistungsfähigkeit. Sie ist gut motiviert, zeigt sich erfolgsorientiert, Mißerfolgserlebnisse beeindrucken sie nicht nachhaltig. In der Konzentrationsfähigkeit werden Einschränkungen registriert.
Neben dem hereditären Faktor besteht eine prä- und postnatale Belastung. An prämorbiden Eigenschaften finden sich die heitere und optimistische Stimmungslage. Ca. zehn Monate vor dem Auftreten der akuten Symptome werden Anzeichen einer ängstlichen Verstimmung, verbunden mit Beeinflussungsideen, registriert. Die nach *Leonhard* (31) charakteristischen Symptome einer Angst-Glücks-Psychose aus dem Formenkreis der zykloiden Psychosen bestehen bei der Patientin in der pathetisch euphorischen Stimmung (Symptom 7), dem raschen Wechsel von Angst und Euphorie (Symptom 8), angstbesetzten Beziehungsideen (Symptom 11), Beglückungsideen (Symptom 24) und im Auftreten von affektiv bedingten Stimmen (Symptom 38). Des weiteren werden von *Leonhard* als charakteristisch aufgeführt: Idee der Erlösung durch Selbstopferung (Symptom 25), optische Sinnestäuschungen (Symptom 34) und innere Stimmen (Symptom 35), Symptome, die im vorliegenden Fall nicht in Erscheinung traten. Eine Klassifikation der Angst-Glücks-Psychose ist in der ICD-10 nicht vorgesehen.

Zusammenfassende Diskussion

Für *Ziehen* (57) stellten Affektstörungen die Primärsymptome affektiver Psychosen dar. Zu ihnen gehören Manie und Melancholie als »einfache Psychosen«, die sich durch ein »einziges Hauptstadium« auszeichnen. Ihnen stellt er in seiner Abhandlung über die Geisteskrankheiten des Kindesalters die »zusammengesetzten Psychosen«, d.h. periodische Manie, periodische Melancholie, zirkuläres Irresein, periodische halluzinatorische Paranoia und periodische impulsive Zustände mit mehreren »Hauptstadien« gegenüber. Mit seiner Bemerkung »die Kraepelinsche Schule faßt diese zusammengesetzten Psychosen größtenteils und zum Teil auch die einfachen affektiven Psychosen als manisch-depressives Irresein zusammen. Diese Zusammenfassung ist jedoch nicht nur terminologisch unzweckmäßig, sondern auch sachlich ungenügend begründet« umreißt *Ziehen* die auch heute noch bestehenden Schwierigkeiten, sobald die symptomatologische Ebene nicht von der syndromalen Ebene oder der Krankheitsebene unterschieden wird (40).

Auf der Ebene Affekt, Affektivität besteht nach *Angst* (3) »terminologisch ... eine verwirrende Situation«, wobei trotz Heranziehung operationalisierter Kriterien die Verwirrung dadurch zwar »besser definiert, aber nicht aufgehoben« wird. *Leonhards* (30, 31, 33) Vorgehensweise durch eine genaue Differenzierung der Symptome zu differenzierten Diagnosen zu gelangen, eröffnet dem klinisch Tätigen die Möglichkeit, Krankheitseinheiten besser abzugrenzen. Dieser Weg wurde von uns am Beispiel von vier Krankheitsverläufen affektiver Psychosen im Kindesalter beschritten. Die von *Leonhard* als »charakteristisch« für die manisch-depressive Krankheit angesehenen Symptome: labile Depression (Symptom 2), labil-heitere Stimmung (Symptom 5) und Stupor mit Depression (Symptom 52) weisen in ihrem Kern das affektive Störungsmuster auf. Die Symptome haben aber auch für die Trennung der beiden Formen Gültigkeit, »wenn sich ein Symptom nur bei den reinen Formen findet«, so wie es in dem dritten geschilderten Krankheitsbild einer Manie zum Ausdruck kommt. Bei dem vierten Krankheitsbild einer Angst-Glücks-Psychose bestehen andere Voraussetzungen. Die vorgefundene Symptomatologie hebt sich über die der manisch-depressiven Krankheit ab, wenngleich das Phasische auch hier dominiert, im Kern aber ekstatische Züge das Bild bestimmen. Idealtypische Charakteristika stellen also die Inhalte der zykloiden Stimmungsstörung dar, die nach *Koehler* (17) »auf dem Prinzip der Koppelung von Merkmalen der Stimmungspathologie mit zusätzlichen formalen und inhaltlichen Kriterien« basieren, sich synton zueinander im Sinne der »Stimmungskongruenz« verhalten. Die sich ergebenden

Schwierigkeiten in der klinischen Diagnostik monopolarer, bipolarer und zykloider Psychosen sind vielfach angesprochen worden, nicht zuletzt von *Leonhard* selbst. Neben der Störung der Affektivität und weiterer psychopathologischer Symptome finden sich bei den affektiven Psychosen im Kindes- und Jugendalter eine Reihe von Kriterien, die die Diagnoseidentifikation ermöglichen: rascher Phasenwechsel, relative Kurzphasigkeit, Vielfalt der Ausdrucksformen mit Neigung zu körperlichen Beschwerden, Nachweis präpsychotischer Temperamentseigenschaften und hereditärer Belastungen. Auf einen bereits in der älteren Fachliteratur benannten Zusammenhang wird immer wieder aufmerksam gemacht und ist auch bei den hier zur Darstellung gekommenen Fällen anzutreffen: das Auftreten der Krankheitserscheinungen im Vorfeld oder mit der Menstruation bzw. Menarche. Während *von Krafft-Ebing* (18) direkt vom menstrualen Irresein spricht, das bei der »Manie, seltener Melancholie ... bald post-, bald prä- oder auch menstrual« auftritt, beschreibt *Wernicke* (55) eindrucksvoll das Bild einer »menstruell bedingten hyperkinetischen Motilitätspsychose«. Auf ähnliche Zusammenhänge bei den Motilitätspsychosen als einer weiteren Form der zykloiden Psychose nach *Leonhard* wurde auch von anderen Autoren hingewiesen (35, 41). Vieles deutet darauf hin, daß organische Faktoren bei der Auslösung endogener Psychosen eine Rolle spielen. So berichtet *Leonhard* (27) über manische Zustände bei einem fünfjährigen Jungen mit Zwischenhirntumor und geht auf die affektiven Veränderungen organischer Entstehung (29) ebenso ein, wie *Albert* (1), die ausführlich die Katamnesen zweier Jungen mit manisch-depressiven Psychosen bei organischer Hirnschädigung erläutert. Hatten diese Darstellungen noch den Charakter von Einzelbeispielen, so finden sich in jüngster Zeit, bedingt durch die bildgebende Diagnostik, zunehmend Publikationen, die den Zusammenhang zwischen affektiven Psychosen und strukturellen Hirnveränderungen hervorheben (13, 38, 51, 54). Diese bislang ausschließlich bei Erwachsenen durchgeführten Untersuchungen stellen allerdings nur einen Teilaspekt des »biologischen Hintergrundes« affektiver Psychosen dar (36). Eine umfassende Bearbeitung und Analyse der affektiven und zykloiden Psychosen einschließlich der »Zyklothymien« (5, 19, 44, 56) und des von *Leonhard* beschriebenen manisch-depressiven Mischzustandes sowie der manisch-depressiven Teilzustände (30, 33) steht für das Kindes- und Jugendalter noch aus. Entsprechende Forschungen haben zwangsläufig unmittelbare Konsequenzen für die Prognoseeinschätzung und für die Therapiestrategien.

Literatur

1 Albert E (1972) Über manisch-depressive Psychosen bei Kindern mit organischen Hirnschädigungen. Arch Psychiatr Nervenkr 216:265–276

2 Albrecht H (1967) Maligne Zyklothymien im Jugendalter. In: Panse Fr (ed) Problematik, Therapie und Rehabilitation der chronischen endogenen Psychosen. Enke, Stuttgart, pp 249–256

3 Angst J (1987) Begriff der affektiven Erkrankungen. In: Kisker KP, Lauter H, Meyer JE, Müller C, Strömgren E (eds) Psychiatrie der Gegenwart 5, 3. Auflage. Springer, Berlin Heidelberg New York London Paris Tokyo, pp 1–50

4 Berger E, Friedrich MH, Schuch B (1985) Verhaltensbeurteilung bei Kindern und Jugendlichen. Allgemeine und spezielle Psychopathologie. Thieme, Stuttgart New York

5 Biermann I, Pflug B (1974) Ein Fall kindlicher Zyklothymie mit besonderer familiärer Belastung. Acta Paedopsychiatr 40:190–203

6 Bleuler E (1983) Lehrbuch der Psychiatrie, 15. Auflage. Springer, Berlin Heidelberg New York

7 Bräunig P (1989) Hochfrequenter Phasenwechsel (»Rapid Cycling«) als Komplikation bei bipolaren Psychosen. Review. Zentralbl Neurol 251:835–847

8 Dilling H, Dittmann V (1990) Die psychiatrische Diagnostik nach der 10. Revision der internationalen Klassifikation der Krankheiten (ICD-10). Nervenarzt 61:259–270

9 Eggers C (1988) Die schizoaffektiven Psychosen im Kindesalter. In: Marneros A (ed) Schizoaffektive Psychosen. Diagnose, Therapie und Prophylaxe. Springer, Berlin Heidelberg New York London Paris Tokyo Hongkong, pp 119–135

10 Erkwoh R, Bräunig P (1991) Biologische Befunde bei Rapid-Cycling-Syndromen. Fortschr Neurol Psychiatr 59:1–11

11 Friedrich MH (1983) Adoleszentenpsychosen. Pathoplastische und psychopathologische Kriterien. Bibliotheca Psychiatrica, No. 163. Karger, Basel München Paris London New York Sidney

12 Garcia C (1987) Die Schichtenregel als Grundsatz der Psychopathologie. Nervenarzt 58:589–594

13 Hauser P, Dauphinais ID, Berrettini W, DeLisi LE, Gelernter J, Post RM (1989) Corpus callosum dimensions measured by magnetic resonance imaging in bipolar affective disorder and schizophrenia. Biol Psychiatry 26:659–668
14 ICD-10 (1991) Internationale Klassifikation psychischer Störungen. In: Dilling H, Momboux W, Schmidt MH (eds) Huber, Bern Göttingen Toronto
15 Klages W (1956) Psychologie und Psychopathologie des Antriebs. Fortschr Neurol Psychiatr 24:609–631
16 Kleist K (1934) Gehirnpathologie. Barth, Leipzig
17 Koehler K (1986) Zykloide Psychopathologie bei affektiven, schizoaffektiven und schizophrenen Psychosen. In: Huber G (ed) Zyklothymie – offene Fragen. Tropon, Frankfurt/M., pp 21–31
18 von Krafft-Ebing R (1897) Lehrbuch der Psychiatrie, 6. Aufl. Enke, Stuttgart
19 van Krevelen D (1972) Zyklothymien im Kindesalter. Acta Paedopsychiatr 38:202–210
20 Kröber HL (1988) Die Persönlichkeit bipolar manisch-depressiv Erkrankender. Nervenarzt 59:319–329
21 Lange J (1922) Katatonische Erscheinungen im Rahmen manischer Erkrankungen. Springer, Berlin
22 Lempp R, Fuchs S (1988) Affektive, schizoaffektive und schizophrene Psychosen im Kindes- und Jugendalter. In: Friese HJ, Trott GE (eds) Depression in Kindheit und Jugend. Huber, Bern Stuttgart Toronto, pp 59–65
23 Leonhard K (1948) Grundlagen der Psychiatrie. Enke, Stuttgart
24 Leonhard K, Korff I, Schulz H (1962) Die Temperamente in den Familien der monopolaren und bipolaren phasischen Psychosen. Psychiatr Neurol 143:416–434
25 Leonhard K (1963) Die präpsychotischen Temperamente bei den monopolaren und bipolaren phasischen Psychosen. Psychiatr Neurol 146:105–115
26 Leonhard K (1963) Biologische Psychologie, 3. Auflage. Barth, Leipzig
27 Leonhard K (1966) Über manische Zustände bei Zwischenhirnaffektion. Acta 25. Conventus Neuropsychiatrici et EEG Hungarici Budapestini MCMLXVI, pp 333–338
28 Leonhard K (1976) Der menschliche Ausdruck in Mimik, Gestik und Phonik. Barth, Leipzig
29 Leonhard K (1983) Psychische Hirnstammsymptome in Gegenüberstellung zu Symptomen endogener Psychosen. In: Neumärker KJ (ed) Hirnstammläsionen. Enke, Stuttgart, pp 19–28
30 Leonhard K (1986) Aufteilung der endogenen Psychosen und ihre differenzierte Ätiologie, 6. Auflage. Akademie, Berlin
31 Leonhard K (1990) Differenzierte Diagnostik der endogenen Psychosen unter Anlehnung an einen Symptomenkatalog. Psychiatr Neurol Med Psychol 42:136–145

32 Leonhard Classification of Endogenous Psychoses (1990) Psychopathology 23, Heft 4–6
33 Leonhard K (1991) Differenzierte Diagnostik der endogenen Psychosen, abnormen Persönlichkeitsstrukturen und neurotischen Entwicklungen, 4. Auflage. Verlag Gesundheit, Berlin
34 Leonhard K (1991) Kinderneurosen und Kinderpersönlichkeiten, 4. Auflage. Verlag Gesundheit, Berlin
35 Lischka E (1990) Motilitätspsychosen im Kindes- und Jugendalter? Acta Paedopsychiatr 53:350–352
36 Matussek N, Holsboer F (1987) Biologischer Hintergrund. In: Kisker KP, Lauter H, Meyer JE, Müller C, Strömgren E (eds) Psychiatrie der Gegenwart 5. Affektive Psychosen, 3. Auflage. Springer, Berlin Heidelberg New York London Paris Tokyo, pp 203–240
37 Möller HJ, von Zerssen D (1987) Prämorbide Persönlichkeit von Patienten mit affektiven Psychosen. In: Kisker KP, Lauter H, Meyer JE, Müller C, Strömgren E (eds) Psychiatrie der Gegenwart 5. Affektive Psychosen, 3. Auflage. Springer, Berlin Heidelberg New York London Paris Tokyo, pp 165–179
38 Nasrallah HA (1991) Neurodevelopmental aspects of bipolar affective disorder. Biol Psychiatry 29:1–2
39 Neumärker K-J (1968) Über das Endogene in der endo-reaktiven Depression. Arch Psychiatr Z Ges Neurol 210:407–419
40 Neumärker K-J (1986) Bemerkungen zur Situation der Klassifikation endogener Psychosen. In: Neumärker K-J (ed) Zur Klassifikation endogener Psychosen. Springer, Berlin Heidelberg New York, pp 11-25
41 Neumärker K-J (1987) Über das Auftreten der Motilitätspsychosen (zykloide Psychosen) im Kindesalter. Z Kinder Jugendpsychatr 15:57–67
42 Neumärker K-J (1992) Das Leonhardsche Konzept in der Kinder- und Jugendpsychiatrie. In: Nissen G (ed) Endogene Psychosyndrome und ihre Therapie im Kindes- und Jugendalter. Huber, Bern Stuttgart Toronto, pp 137–148
43 Orvaschel H, Weissmann MM, Kidd KK (1980) Children and depression: The children of depressed parents; the childhood of depressed parents; depression in children. J Affective Disorder 2:1–16
44 Petrilowitsch N, Baer R (1970) Zyklothymie (1964–1969). Fortschr Neurol Psychiatr 38:601–692
45 Remschmidt H, Brechtel B, Mewe F (1973) Zum Krankheitsverlauf und zur Persönlichkeitsstruktur von Kindern und Jugendlichen mit endogenphasischen Psychosen und reaktiven Depressionen. Acta Paedopsychiatr 40:2–17
46 Remschmidt H (1989) Developmental psychopathology as a theoretical framework for child and adolescent psychiatry. In: Schmidt MH, Remschmidt H (ed) Needs and Prospects of Child and Adolescent Psychiatry. Hogrefe and Huber, Toronto Lewiston New York Bern Göttingen Stuttgart, pp 3–24

47 Saß (1990) Operationalisierte Diagnostik in der Psychatrie. Nervenarzt 61:255–258
48 Scharfetter Ch (1985) Allgemeine Psychopathologie, 2. Aufl. Thieme, Stuttgart New York
49 Schiwy W (1988) Manie und maniforme Syndrome. Validere Konzepte durch methodologische Fortschritte. Enke, Stuttgart
50 Spiel W (1961) Die endogenen Psychosen des Kindes- und Jugendalters. Karger, Basel New York
51 Starkstein SE, Fedoroff P, Berthier ML, Robinson RG (1991) Manic-depressive and pure manic states after brain lesions. Biol Psychiatry 29:149–158
52 Störring GE (1968) Das Antriebserleben bei der manisch-depressiven Erkrankung. Enke, Stuttgart
53 Stutte H (1963) Endogen phasische Psychosen im Kindesalter. Acta Paedopsychiatr 30:34–42
54 Swayze VW, Andreasen NC, Alliger RJ, Ehrhardt JC, Yuh WTC (1990) Structural brain abnormalities in bipolar affective disorder. Ventricular enlargement and focal signal hyperintensities. Arch Gen Psychiatry 47:1054–1059
55 Wernicke C (1900) Grundriß der Psychiatrie in klinischen Vorlesungen. Thieme, Leipzig
56 Zeh W (1956) Über das alterseigentümliche Erscheinungsbild der zyklothymen Manie. Fortschr Neurol Psychiatr 24:434–444
57 Ziehen Th (1915) Die Geisteskrankheiten des Kindesalters einschließlich des Schwachsinns und der psychopathischen Konstitutionen. Reuther und Reichard, Berlin

Anschrift des Verfassers: *Prof. Dr. K.-J. Neumärker*, Klinik für Psychiatrie und Neurologie des Kindes- und Jugendalters, Zentrum für Nervenheilkunde, Medizinische Fakultät (Charité) der Humboldt-Universität zu Berlin, Schumannstraße 20/21, O–1040 Berlin

Die periodische Psychose der Adoleszenz

J. Martinius
Institut für Kinder- und Jugendpsychiatrie, Heckscher-Klinik,
Universität München

Der folgende Bericht soll auf eine bestimmte Form von Psychose aufmerksam machen, deren Erstmanifestation charakteristischerweise in die Adoleszenz fällt und die seit dem Fallbericht von *Altschule* und *Brem* (1) in der internationalen Literatur den Namen: »Periodische Psychose der Adoleszenz« trägt[1]. Der Name wurde bisher in kein Klassifikationsschema aufgenommen; auch in unseren Lehrbüchern wird er nicht erwähnt, obwohl es sich um ein Krankheitsbild handelt, das bei uns Kinder- und Jugendpsychiatern auf Interesse stoßen sollte. Die Psychiatrie des 19. Jahrhunderts kannte für damals noch nicht unterschiedene Psychosen (Paralyse) eine Reihe von Ursachen, darunter auch solche, die wir heute belächeln. So findet sich bei *von Krafft-Ebing* (10) eine Männer und Frauen vergleichende tabellarische Übersicht zu den Ursachen des paralytischen Irreseins. Bei männlichen Kranken wurde die Psychose u.a. auf »exzedierende Lebensweise (Bacchus und Venus)« oder auch auf den Genuß von täglich 10–20 Virginia-Zigarren zurückgeführt, während bei Frauen neben dem Klimakterium relativ häufig Menstruationsstörungen aufgeführt sind. *Kraepelin* (9) hat 1909 eine genaue Beschreibung dessen gegeben, was später »Periodische Psychose der Adoleszenz« genannt wurde. In seinem Lehrbuch heißt es:» ... Ebenso gibt jene Umwälzung nicht selten Anlaß zum Auftreten der ersten leisen Andeutungen des manisch-depressiven Irreseins in Form grundloser Verstimmung oder leichter Erregung. Diese Anfälle können sich noch eine zeitlang regelmäßig an die Menses anknüpfen, bisweilen schon einige Tage vorher einsetzend

[1] Auch »Periodische Psychose der Pubertät«

(›menstruelles Irresein‹) ...«. Letztere pathogenetische Möglichkeit, der Zusammenhang zwischen Psychose und Menstruationszyklus, wurde allerdings in den darauffolgenden Jahrzehnten wenig beachtet. *Bleuler* (3) stellt noch 1979 fest: » ... die Sexualhormone haben zwar ebenfalls eine Wirkung auf den Stoffwechsel, aber er ist von geringerer Bedeutung. Dementsprechend sind Psychosen bei ihrem Überschuß oder Mangel nicht bekannt ...«.

Der Zusammenhang gewinnt jedoch aufgrund differenzierender Beobachtungen seit den fünfziger Jahren wieder zunehmend an Bedeutung. Dabei geht es zum einen um die Korrelation von prämenstruellem Syndrom mit der Häufung affektiver Psychosen bei Frauen, die vom prämenstruellen Syndrom in bestimmter Weise betroffen sind (5, 15, 16). Ein solcher Zusammenhang konnte bisher nicht sicher belegt werden. Zum zweiten geht es um das bekannte Phänomen der Verschlimmerung der Symptomatik einer bestehenden affektiven Psychose während der prämenstruellen Phase. Und drittens geht es um die Auslösung psychotischer Störungen durch hormonelle Fehlregulationen in der Lutealphase des Zyklus, d.h. in den Tagen vor Eintreten der Menstruation.

Es ist anzunehmen, daß den meisten Kinder- und Jugendpsychiatern junge Mädchen als Patientinnen begegnet sind, deren als atypisch zu bezeichnende psychotische Symptomatik plötzlich aufgetreten war und nach einigen Tagen ebenso plötzlich wieder abklang und bei denen sich im Verlauf herausstellte, daß eine zeitliche Korrelation mit der Menstruationsblutung bestand. In der deutschsprachigen Literatur wurde von *Wenzel (19)* über ein solches 14jähriges Mädchen berichtet. Die erste psychotische Episode war bereits im Alter von zwölf Jahren vor Eintritt der Menarche aufgetreten. Die psychotischen Zustände wurden als Dämmerzustände bezeichnet und als Folge einer dienzephalen Störung diskutiert, in Analogie zum Kleine-Lewin-Syndrom, wie es bei Knaben auftritt (4).

Das Stichwort zur Pathogenese dieser »periodischen Umdämmerungen« war bereits sechs Jahre vorher (12) mit der Kasuistik einer 24jährigen gegeben worden, bei der kurzdauernde, als manisch-depressiv beschriebene Zustandsbilder jeweils im Prämenstrum beobachtet wurden. Die endokrinologische Analyse hatte eine vermehrte Östrogenproduktion ergeben. Unter einer gegenwirkenden Hormonbehandlung und Entwässerung verschwand diese »hyperöstrogene zyklische Psychose«.

Der Bericht von *Altschule* und *Brehm* (1) betraf wiederum ein 13jähriges Mädchen, bei dem im Prämenstruum beginnende Zustände von Antriebssteigerung und Ängstlichkeit, begleitet von Halluzinationen, mit Eintreten der Menstruation wieder abklangen. Die Autoren vermuteten, es handle sich hier um ein abgrenzbares Krankheitsbild. Die Vermutung wurde aufgegriffen. Es folgten eine ganze Reihe von Kasuistiken, die in den größeren Zusammenhang der bekannten Literatur gestellt wurden (2, 6, 7, 17). Die neueste Übersicht gab *Koyama* (8). In der Literatur finden sich mehr als 50 Fälle und es ist anzunehmen, daß bei Kenntnis des Syndroms und aufmerksamer Beobachtung dieses Krankheitsbild häufiger diagnostiziert wird.

Tabelle I. Periodische Psychose der Adoleszenz. Nosologische Charakteristik.

Periodisches Auftreten, monatlich oder seltener
Zeitliche Korrelation zur Menstruation
Akuter Beginn
Dauer 1–3 Wochen
Alter der Patientin unter 30 Jahre
Keine Hinweise auf erbgenetische Faktoren

Tabelle II. Periodische Psychose der Adoleszenz. Klinische Symptomatik.

Antriebssteigerung, Erregung, Verwirrtsein	Antriebsminderung
Motorische Unruhe	Mißtrauische Gespanntheit
Rededrang	Rückzug
Reizbarkeit	Gehemmtsein, Stupor
Angst, Aggressivität	Mutismus
Inadäquates Verhalten	Beziehungsideen
Halluzinationen	

In einer Zusammenschau der bisher berichteten Symptome, Befunde und Verlaufsgestalten ist die periodische Psychose der Adoleszenz durch folgende Merkmale gekennzeichnet:
Die Erkrankung tritt bei jungen Mädchen erstmals in der Vorpubertät oder später auf, die Menarche muß jedenfalls noch nicht eingetreten sein. Die Symptomatik beginnt plötzlich mit Erregung, motorischer Unruhe, Rededrang, Reizbarkeit. Inadäquates Verhalten wie Aggressivität, Entkleiden in der Öffentlichkeit und Vernachlässigung der Körperhygiene wurden beschrieben. Visuelle und akustische Halluzinationen wurden ebenso berichtet wie wahnhafte Beziehungsideen. Im Vordergrund können aber auch mißtrauische Gespanntheit, Negativismus, Deppresivität und Rückzug stehen. An vegetativen Symptomen wurde Gewichtszunahme, Gesichtsröte, Heißhunger, Schlaflosigkeit, aber auch vermehrtes Schlafbedürfnis erwähnt (Tabelle I und II).
Die Laborbefunde deuten auf ein endokrin-dysfunktionelles Zustandsbild in der Lutealphase des Zyklus mit relativem Östrogenüberschuß und Progesteronmangel hin. Endgültige Schlußfolgerungen scheinen hierzu noch nicht möglich. Widersprüchlich sind die erhobenen neurophysiologischen Befunde. Während die Mehrzahl der Autoren über unauffällige elektroenzephalographische Befunde berichtet, stießen *Endo* et al. (6) bei fünf von sieben Patientinnen auf die Zeichen einer erhöhten Anfallsbereitschaft in Form paroxysmaler Gruppen irregulärer Spike-wave und berichteten in zwei Fällen über epileptische Anfälle.
Der *Verlauf der psychotischen Episode* stellt sich nicht ganz einheitlich dar. Nach Einsetzen der Symptomatik kann ein phasischer Verlauf beobachtet werden, mit mehrtägiger Antriebssteigerung im Beginn, gefolgt von psychomotorischer Hemmung. Diese Verlaufsgestalt findet bei *Endo* et al. (6) die in Abbildung 1 gezeigte schematische Darstellung. Beschrieben ist aber auch als seltene Ausnahme die zeitliche Korrelation psychotischer Erregungszustände an die Dauer der Menstruation. Zwischenzeitlich kann die Symptomatik sogar in Zusammenhang mit einer erwarteten, aber ausbleibenden Menstruationsblutung auftreten.
Übereinstimmend wird die Prognose als günstig dargestellt. In der Mehrzahl der Fälle ist das Krankheitsbild selbstlimitiert. Nach *Koya-*

ma (8) soll die Spontanheilung bis zum Ende des dritten Lebensjahrzehnts eingetreten sein. Letzteres wird allerdings durch die noch nicht ganz einheitliche nosologische Typisierung relativiert.

Fall 1: Patientin C.D., 13 Jahre alt. Bei erkennbarer Sexualentwicklung noch keine Menarche. Akuter Beginn von »Wahrnehmungsstörungen«, Gefühl des Unwirklichen. Auffallende Müdigkeit, häufiges Gähnen, vermehrtes Schlafen, gesteigertes Hungergefühl. Verhalten rastlos-unruhig im Wechsel mit Passivität. Persönlichkeitsfremde aggressive Impulse gegenüber Familienmitglieder. Der Zustand wurde von ihr selbst als fremdartig wahrgenommen. Nach neun Tagen Dauer des Symptombildes innerhalb von zwei Tagen völlige Normalisierung. Neurologische Befunde einschließlich EEG unauffällig. Keine familiäre Belastung. 28 Tage später erneute Episode mit gleicher Symptomatik und gleichem Verlauf. Progesteron 0,2 ng/ml, Östradiol 41 pg/ml (Normalwerte 5–130 bzw. 7–30). Da die Menarche noch ausstand, wurde auf eine Hormonbehandlung verzichtet. Stattdessen Einleitung einer prophylaktischen Behandlung mit Carbamazepin 400 mg/die. Unter relativ niedrigem Plasmaspiegel (4,4 µg/ml) innerhalb von sechs Monaten lediglich einmal Auftreten einer schwach ausgeprägten, kurzdauernden Symptomatik.

Diagnose: Periodische Psychose der Adoleszenz.

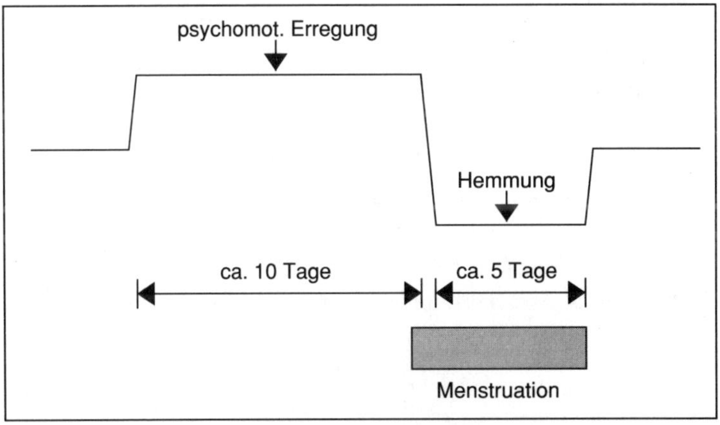

Abbildung 1. Periodische Psychose der Adoleszenz.

Fall 2: Patientin H.K.: Im Alter von knapp 14 Jahren erste Klinikaufnahme wegen akut aufgetretener Symptomatik mit Antriebssteigerung, Rededrang, Aggressivität, Größenideen. Zwei Monate vorher ein gleicher Zustand, akut beginnend im Prämenstruum, nach drei Wochen Umschlag in Antriebsarmut und depressive Verstimmung. Menarche mit 13 Jahren. Auch der zweite maniforme Zustand schlägt nach einer Woche in ein depressives Syndrom um. Im gleichen Jahr zwei weitere Phasen mit typisch bipolar affektiver Symptomatik, jeweils in der prämenstruellen Zyklusphase beginnend. Progesteron in der Lutealphase mit 0,63 ng/ml deutlich erniedrigt. Unter Carbamazepin ret. über zwei Jahre symptomfrei.
Anläßlich einer erneuten stationären Aufnahme im Alter von 17 Jahren bietet sich ein verändertes psychopathologisches Bild. Ängstliche Erregung im Wechsel mit Euphorie, Ambivalenz, Schlafstörungen, Andauern der Symptomatik ohne Korrelation zum Menstruationszyklus über mehrere Wochen, Rückbildung erst unter neuroleptischer Dauermedikation. Im Laufe des folgenden Jahres Übergang in eine als hebephren einschätzbare Symptomatik. Homologe familiäre Belastung.
Diagnose: Beginn einer Psychose aus dem schizophrenen Formenkreis als Periodische Psychose der Adoleszenz mit bipolarer affektiver Symptomatik.

Pharmakotherapie

Zur Behandlung der Periodischen Psychose der Adoleszenz wird Progesteron empfohlen, 10 mg täglich, z.B. Dydrogesteron vom 12.–26. Zyklustag. Neuroleptika und Antidepressiva sollen wirkungslos sein. Aus Japan kommen Erfolgsberichte über psychopharmakologische Behandlungsansätze mit Lithium, vor allem aber mit Carbamazepin.

Diskussion

Von der Symptomatik her nimmt die Periodische Psychose der Adoleszenz eine Zwischenstellung zwischen affektiver und paranoider Psychose ein. Es sind aber bei Erwachsenen rein affektive bzw. schizophrene Psychosen mit der charakteristischen Bindung an den Menstruationszyklus beschrieben worden. Eben deshalb scheint es sinnvoll, die in der Adoleszenz auftretende, von der Symptomatik her andersartige Erscheinungsform als eigenständige Erkrankung zu betrachten und sie von anderen Psychosen abzutrennen. Die Bezeichnung »atypische Psychose« wäre zu allgemein. Es bestehen andererseits nosologische Beziehungen zu den zykloiden Psychosen, wie *Leonhard* (11) sie beschrieben hat. Zwei Formen der zykloiden Psychosen, die Verwirrtheitspsychose und die Motilitätspsychose, zeigen Übereinstimmungen mit der Symptomatik der Periodischen Psychose der Adoleszenz. Es gilt aber auch hier, daß das Spezifikum des Geschlechtsbezuges in Gestalt seiner Bindung an den Menstruationszyklus in der Leonhardschen Klassifikation nicht enthalten ist und mit der Einordnung der Periodischen Psychose der Adoleszenz unter die zykloiden Psychosen der pathogenetische Aspekt der Beschreibung aufgegeben würde. Nachdem *Neumärker* (14) in seiner Darstellung der Motilitätspsychosen bei Kindern zwei Mädchen aufgeführt hat, die eindeutig an einer Periodischen Psychose der Adoleszenz litten, dies aber nicht diskutiert hat, wird hier ausdrücklich dafür plädiert, die neue, nicht einfach nur beschreibende, sondern erklärende Terminologie zu verwenden. Das gleiche Argument gilt für den von *Lischka* (13) publizierten Bericht über Motilitätspsychosen. Auch darin ist eine Jugendliche erwähnt, die in zeitlicher Korrelation zur Menstruation typische psychotische Symptome entwickelte.

Unklarheit besteht noch darüber, wieweit Erkrankungen, die als Periodische Psychose der Adoleszenz beginnen, später in andere Psychoseformen, z.B. schizoaffektive oder schizophrene Psychosen, übergehen können. Unsere eigenen Beobachtungen legen diese Möglichkeit nahe.

Meines Erachtens sollte die Geschlechtsspezifität auch da gesehen werden, wo es um die Abgrenzung vom Kleine-Lewin-Syndrom geht,

das zwar vom Erscheinungsbild her ähnlich ist, dessen Manifestation aber auf Knaben und männliche Jugendliche weitestgehend beschränkt ist. Für beide, die Periodische Psychose der Adoleszenz und das Kleine-Lewin-Syndrom, wird pathogenetisch eine dienzephale Regulationsstörung diskutiert.
Überlegungen zur Pathogenese der Periodischen Psychose der Adoleszenz legen den Gedanken nahe, daß die normalen zirkadianen Schwankungen der Produktion von Sexualhormonen in der Pubertät verstärkt auftreten, mit dem Ergebnis einer Sensibilisierung von Hormonrezeptoren, die deshalb vermindert oder verstärkt reagieren (18).
Psychiatrie und Endokrinologie stehen in einer immer enger werdenden Beziehung zueinander. Auf der Suche nach biologischen Modellen für die Entstehung von Psychosen ergeben sich offenbar in der Adoleszenz wichtige Ansatzpunkte. Es ist zu hoffen, daß die Periodische Psychose der Adoleszenz vermehrtes Interesse auf sich zieht, zumal es einfache und dennoch spezielle, nebenwirkungsfreie pharmakologische Behandlungsmöglichkeiten gibt.

Literatur

1 Altschule MD, Brem J (1963) Periodic psychosis of puberty. Am J Psychiatry 119:1176–1178
2 Berlin FS, Bergery GK, Money J (1982) Periodic psychosis of puberty: A case report. Am J Psychiatry 139:119–120
3 Bleuler M (1979) Endokrinologische Psychiatrie. In: Kisker KP, Meyer JE, Müller C, Strömgren E (eds) Psychiatrie der Gegenwart. Bd. I/1. Springer, Berlin Heidelberg New York, pp 257–342
4 Braun-Scharm H, Martinius J (1989) Das Kleine-Lewin-Syndrom. Pädiatr Praxis 39:21–24
5 Endicott J, Halbreich U, Schacht S, Nee J (1981) Premenstrual changes and affective disorders. Psychosom Med 43:519–529
6 Endo M, Daiguji M, Asano Y, Yamashita I, Takahash S (1978) Periodic psychosis recurring in association with menstrual cycle. J Clin Psychiatry 39:456–466
7 Gerada C, Reveley A (1988) Schizophreniform psychosis associated with the menstrual cycle. Br J Psychiatry 152:700–702
8 Koyama T (1990) Concept of periodic psychosis in adolescence and its treatment with carbamazepine. Abstract. 12th International Congress of

the International Association of Child and Adolescent Psychiatry and Allied Professions. Kyoto, Japan
9 Kraepelin E (1909) Psychiatrie. Bd. I. Allgemeine Psychiatrie. Barth, Leipzig
10 von Krafft-Ebing R (1877) Zur Kenntnis des paralytischen Irreseins beim weiblichen Geschlecht. Arch Psychatrie Nervenkr 7:182–188
11 Leonhard K (1968) Differenzierte Diagnostik der endogenen Psychose, abnormen Persönlichkeitsstrukturen und neurotischen Entwicklung. 3. Aufl. Volk und Gesundheit, Berlin
12 Lingjaerde P, Bredland R (1954) Hyperestrogenic cyclic psychosis. Acta Psychiatr Scand 29:355–364
13 Lischka E (1990) Motilitätspsychosen im Kindes- und Jugendalter? Acta Paedopsychiatr 53:350–352
14 Neumärker K-J (1987) Über das Auftreten der Motilitätspsychosen (zykloide Psychosen) im Kindesalter. Z Kinder Jugendpsychiatr 15:57–67
15 Roy-Byrne PP, Rubinow DR, Hoban C, Parry BL, Rosenthal NE, Nurnberger JI, Byrnes S (1986) Premenstrual changes: A comparison of five populations. Psychiatr Res 17:77–85
16 Rubinow DR, Roy-Byrne P, Hoban C, Grover G, Stambler N, Post RM (1985) Premenstruum mood changes. J Affective Disord 10:85–90
17 Teja JS (1976) Periodic psychosis of puberty. J Nerv Ment Dis 162:52–57
18 Weisman MM, Clerman GI (1985) Gender and depression. Trends Neurosci 8:416–420
19 Wenzel U (1960) Periodische Umdämmerungen in der Pubertät. Arch Psychiatrie Nervenkr 201:133–150

Anschrift des Verfassers: *Prof. Dr. J. Martinius,* Institut für Kinder- und Jugendpsychiatrie der Ludwig-Maximilians-Universität München, Heckscher-Klinik, Heckscherstraße 4, W–8000 München 40

Akutbehandlung affektiver Psychosen im Jugendalter

B. Blanz
Zentralinstitut für Seelische Gesundheit, Kinder- und Jugendpsychiatrische Klinik, Mannheim

Auch wenn sich die Akutsymptomatik affektiver Psychosen im Jugend- und Erwachsenenalter stark unterscheiden kann, die Akutbehandlung erfolgt immer syndromorientiert, d.h. sie wird vom klinischen Bild bestimmt. In ihrem Zentrum stehen die Psychotherapie, physiotherapeutische, beschäftigungstherapeutische und heilpädagogische Maßnahmen, die gestufte Belastung in Schule und Ausbildung sowie die Elternberatung. Häufig muß stationär behandelt werden, bei Patienten mit manischen Phasen überwiegend wegen unzureichender Krankheitseinsicht, bei Patienten mit ausgeprägten depressiven Phasen vor allem bei Suizidgefährdung, aus sozialen Gründen und bei Therapieresistenz.
Auf zwei Aspekte der Akutbehandlung affektiver Psychosen im Jugendalter soll näher eingegangen werden, nämlich auf neuere Entwicklungen in der Psychopharmakotherapie manischer Syndrome und auf Behandlungsalternativen bei therapieresistenten depressiven Syndromen.

Neuere Entwicklungen in der Psychopharmakotherapie manischer psychotischer Syndrome

Manische Syndrome erfordern effektive und rasch wirkende therapeutische Maßnahmen; seit den Entdeckungen der antimanischen Wirksamkeit von Lithium durch *Cade* (2) im Jahre 1949 und der antipsychotischen Wirkung von Chlorpromazin durch *Delay* und *Deniker* (5) im Jahre 1952 stehen mit Lithiumsalzen und Neuroleptika hochwirksame Psychopharmaka für die Behandlung manischer Zustände zur Verfügung. Lithium hat bei akuten manischen Syndromen den Nachteil des verzögerten Wirkungseintritts; hinzu kommt das Risiko durch seine geringe therapeutische Breite und die beträchtlichen unerwünschten Wirkungen. Neuroleptika haben Lithium gegenüber den Vorteil des rascheren Wirkungseintritts und der deutlicheren motorischen Dämpfung. Deshalb sind bei Manien hochpotente Neuroleptika in hohen Dosierungen die Therapiemethode der Wahl; zur Dämpfung der motorischen Unruhe werden sie häufig mit niederpotenten Neuroleptika ebenfalls in hohen Dosierungen kombiniert. Gelegentlich kommt in der akuten Phase auch Lithium zum Einsatz, überwiegend in Kombination mit Neuroleptika und insbesondere dann, wenn der bisherige Verlauf eine Psychopharmakaprophylaxe notwendig macht oder wenn mit Neuroleptika allein kein befriedigender Erfolg zu erzielen ist.

Mit diesem Vorgehen gelingt es in der Regel, die manischen Symptome erfolgreich zu behandeln, häufig müssen allerdings erhebliche unerwünschte Wirkungen im extrapyramidal-motorischen, im vegetativen und im Bereich des subjektiven Empfindens der Patienten in Kauf genommen werden. Vor allem die motorische Einengung durch die neuroleptische Therapie wird insbesondere von jüngeren Patienten als erheblich störend empfunden. Dies führte zur Suche nach psychopharmakologischen Alternativen und zur Entdeckung der psychotropen Wirksamkeit der Antikonvulsiva: nämlich von Clonazepam (3), von Valproinat (24) und insbesondere von Carbamazepin (8), das in den letzten zehn Jahren deutlich in den Mittelpunkt des Interesses rückte.

Über die antimanische Wirkung von Carbamazepin wurde erstmals Anfang der 70er Jahre aus Japan berichtet (21, 32). Erste kontrollierte Studien folgten Ende der 70er und Anfang der 80er Jahre (22). Inzwischen liegen zahlreiche unkontrollierte und kontrollierte Studien vor, die überwiegend an Erwachsenen durchgeführt wurden. Die letztgenannten Untersuchungen können in drei Gruppen eingeteilt werden:

Plazebo-kontrollierte Studien

Tabelle I zeigt zehn Untersuchungen an insgesamt 323 Patienten. Trotz methodisch unterschiedlicher Ansätze erbrachten alle Studien das gleich positive Ergebnis, nämlich die Überlegenheit von Carbamazepin gegenüber Plazebo in der Behandlung akuter manischer Syndrome. Aus ethischen Gründen wurden die meisten dieser Studien so durchgeführt, daß entweder Carbamazepin oder Plazebo als Basismedikation und eine Zusatzmedikation bis zum Verschwinden der klini-

Tabelle I. Kontrollierte Studien zur antimanischen Wirkung von Carbamazepin I: Carbamazepin (CBZ) vs. Plazebo (P) (n = 323).

Autor	Jahr	n	Zusatzmedikation	Wirksamkeit CBZ > P
Vogelaer	1981	20	keine	+
Belmaker et al.	1984	27	Haloperidol	+
Klein et al.	1984	14	Haloperidol	+
Müller und Stoll	1984	6	Haloperidol & Hypnotika	+
Emrich et al.	1985	7	keine	+
Möller et al.	1986a	12	Haloperidol	+
Desai et al.	1987	5	Lithium	+
Post et al.	1987	19	keine	+
Okuma et al.	1988	201	Neuroleptika	+
Gonçalves	1989	12	Haloperidol	+

Tabelle II. Kontrollierte Studien zur antimanischen Wirkung von Carbamazepin II: Carbamazepin (CBZ) vs. Neuroleptika (NL) (n = 200).

Autor	Jahr	n	NL	Wirksamkeit		
				CBZ		NL
Okuma et al.	1979	60	Chlorpromazin	21/32[a]	vs	15/28
Grossi et al.	1984	37	Chlorpromazin	10/15[b]	vs	13/17
Müller und Stoll	1984	10	Haloperidol	CBZ	=	NL
Sethi und Tiwari	1984	10	Chlorpromazin	CBZ	=	NL
Cookson	1987	25	Haloperidol	5/8	vs	2/9
Gonçalves	1989	58	Haloperidol	CBZ[b]	=	NL

[a]21 von 32 gebessert, [b]weniger unerwünschte Wirkungen

schen Symptomatik appliziert wurden. Die Dosierung der Zusatzmedikation diente als Kriterium für die Beurteilung der Wirksamkeit von Carbamazepin bzw. Plazebo.

Carbamazepin im Vergleich mit Neuroleptika

Tabelle II zeigt sechs Untersuchungen an insgesamt 200 Patienten. Die Resultate legen in Übereinstimmung mit *Finzen* (8) sowie *Stoll* und *Haas* (31) den Schluß nahe, »daß Carbamazepin den adäquat dosierten Neuroleptika zumindest wirkungsäquivalent ist«.

Carbamazepin im Vergleich mit Lithium

Tabelle III zeigt vier Untersuchungen an insgesamt 194 Patienten zum Vergleich der antimanischen Wirkung von Carbamazepin mit Lithium. Zwei Studien beschreiben eine äquivalente Wirkung von Lithium und Carbamazepin (14, 23), jeweils eine Studie fand eine Überlegenheit (30) bzw. Unterlegenheit (15) von Carbamazepin verglichen mit Lithium.

Insgesamt kann aus diesen Studien abgeleitet werden, daß Carbamazepin eine wirksame Ergänzung bzw. Alternative zum bislang üblichen Behandlungsverfahren darstellt, denn

Tabelle III. Kontrollierte Studien zur antimanischen Wirkung von Carbamazepin III: Carbamazepin (CBZ) vs. Lithium (L) (n = 194).

Autor	Jahr	n	Wirksamkeit		
			CBZ		L
Lenzi et al.	1986	22	CBZ	=	L
Lerer et al.	1987	28	4/14	<	11/14
Okuma et al.	1988	101	31/50[a]	=	30/51
Small et al.	1989	43	CBZ	>	L

[a]Wirkungseintritt früher

Tabelle IV. Pharmakotherapie manischer Syndrome: Klinische Profile von Neuroleptika, Carbamazepin und Lithiumsalzen (nach 31).

	Neuroleptika	Carbamazepin	Lithiumsalze
Wirkungs-eintritt	rasch	rasch	verzögert
Wirkungs-schwerpunkte	motorische Dämpfung	affektive Komponenten des Syndroms	
Indikations-schwerpunkte	ausgeprägte manische Syndrome		leichtere manische Syndrome
	starke motor. Erregung	Prophylaxe	Prophylaxe
Kontraindi-kationen	Glaukom, Prostatahyper-trophie, hirnorg. Vorschädi-gung, zerebrale Krampfanfälle	AV-Block, Leber-funktionsstörungen, Überempfindlichkeit gegenüber Trizyklika	frischer Herzinfarkt, Nierenschäden, Schwanger-schaft im 1. Trimenon
Initial-dosierung	z.B. 5 mg Haloperidol	200 (–400 mg) (Suspension!)	z.B. 400 mg Lithium-carbonat
Tagesdosen	15 (–30) mg Haloperidol	400–1600 mg	400–2400 mg Lithium-carbonat
Serumspiegel	–	10–30 µmol/l 6–12 µg/l	0,6–0,9 mmol/l (–1,4 mmol/l)
Kombination (in niedrigen Dosierungen)	niedrigpotente Neuroleptika Carbamazepin	Neuroleptika Lithium	Neuroleptika Carbamazepin

Fortsetzung Seite 75

Tabelle IV. Fortsetzung.

	Neuroleptika	Carbamazepin	Lithiumsalze
Häufige unerwünschte Wirkungen	Extrapyramidal-S., Akathisie, Dyskinesien	Übelkeit, Schwindel, Sehstörungen, Allerg. Hautreaktionen, Anämie	Polyurie, Polydipsie, feinschlägiger Tremor, Struma
Laborkontrollen	Blutbild, Leber- und Nierenwerte	Blutbild, Leber- und Gerinnungswerte	Blutbild, Leber-, Nieren- und Schilddrüsenfunktion

a) Carbamazepin ist eindeutig wirksamer als Plazebo.
b) Gegenüber Lithium hat es den Vorteil des rascheren Wirkungseintritts.
c) Bei vergleichbarer Wirksamkeit wie Neuroleptika wird Carbamazepin von den meisten Patienten als subjektiv weniger belastend empfunden, auch bei raschen Dosissteigerungen (8).

Sämtliche Studien wurden zwar an Erwachsenen durchgeführt, nach den bisher vorliegenden klinischen Erfahrungen besteht aber kein Zweifel, daß diese Schlußfolgerungen auch auf Jugendliche übertragen werden können.
Tabelle IV faßt die klinisch relevanten Eigenschaften und Besonderheiten von Neuroleptika, Carbamazepin und Lithium im Überblick zusammen.

Behandlungsalternativen bei therapieresistenten depressiven psychotischen Syndromen

Für die Behandlung von depressiven Phasen affektiver Psychosen steht eine Reihe wirksamer Antidepressiva zur Verfügung (26). Nach dem Kielholz-Schema können sie eingeteilt werden in den

Amitriptylin-Typ:	depressionslösend, stimmungsaufhellend, sedierend und anxiolytisch,
Imipramin-Typ:	depressionslösend, stimmungsaufhellend, leicht psychomotorisch aktivierend,
Desipramin-Typ:	depressionslösend, stimmungsaufhellend, psychomotorisch stärker aktivierend.

Akute depressive Phasen affektiver Psychosen wird man in der Regel mit einem sogenannten »Breitband-Antidepressivum« wie Amitriptylin oder Doxepin behandeln (Dosierung 25–150 mg, einschleichend über mehrere Tage). Aus klinischen Studien an Erwachsenen ist bekannt, daß etwa 60–70% der Patienten auf eine Antidepressiva-Behandlung positiv ansprechen, demnach mit einer Non-Responder-Rate von ca. 35% gerechnet werden muß.

Zuverlässige Vorhersagefaktoren für eine Antidepressiva-Non-Response wurden bisher nicht gefunden, am ehesten scheint noch das Merkmal »unzureichender Behandlungserfolg in den ersten 10–20 Tagen der Behandlung« zu differenzieren; d.h. entscheidende Veränderungen sind nach ca. dreiwöchiger Behandlung nicht mehr zu erwarten (16). Folgende Maßnahmen bieten sich im Falle einer Therapieresistenz an (Tabelle V):

Tabelle V. Maßnahmen bei Antidepressiva-Non-Response (nach 16).

1. Pseudotherapieresistenz: Compliance, inadäquate Dosierung, Differentialdiagnose?
2. Dosiserhöhung nach drei Wochen, evtl. Plasmaspiegelkontrolle
3. Wechsel des Antidepressivums mit anderem Wirkungsschwerpunkt
   – noradrenerg z.B. Maprotilin
   – serotonerg z.B. Fluvoxamin
4. Zusatzbehandlungen
   – Schlafentzug
   – Lithium
   – Schilddrüsenhormon (25–50 µg T_3)
   – niederpotente Neuroleptika
   – (MAO-Hemmer)
   – (Antidepressiva-Infusionsbehandlung)

1. Zunächst muß eine sogenannte Pseudotherapieresistenz in Betracht gezogen werden; am häufigsten ist diese bedingt durch unzureichende Compliance. Unter stationären Bedingungen kann der Einsatz von Trimipramin in Erwägung gezogen werden, das in Tropfenform applizierbar und dessen Einnahme deshalb besser kontrollierbar ist (Dosierung 25–150 mg, stationär bis 400 mg). Seltener wird eine solche Pseudotherapieresistenz verursacht durch unzureichende Dosierung des Antidepressivums oder ungenügende Behandlungsdauer: Antidepressiva haben einen verzögerten Wirkungseinsatz, so daß erst nach 2–3 Wochen eine Wirkung erwartet werden kann. Schließlich sollte Non-Response erneuter Anlaß für differentialdiagnostische Überlegungen sein; eine Reihe von neurologischen, endokrinologischen, metabolischen und sonstigen internistischen Erkrankungen können eine Depression auslösen; dies gilt auch für eine Reihe von Pharmaka wie Antihypertensiva, Parkinson-Mittel, Steroidhormone, Antirheumatika, Neuroleptika oder Antiepileptika.

2. Es bestehen erhebliche interindividuelle Unterschiede in der erforderlichen Dosierung, so daß nach drei Wochen eine Dosiserhöhung durchgeführt und nach Möglichkeit der Plasmaspiegel kontrolliert werden sollte (Mindestserumspiegel für Amitriptylin und Doxepin >100 ng/ml) (19). Empirische Studien konnten die Verbesserung der therapeutischen Wirksamkeit durch Dosisanpassung belegen (16, 19).

3. Tritt nach weiteren zwei Wochen keine ausreichende Besserung ein, sollte auf ein Antidepressivum mit einem anderen biochemischen Wirkungsschwerpunkt gewechselt werden. Diese empirisch noch nicht ausreichend fundierte Strategie basiert auf der Vorstellung, daß Subgruppen von depressiven Patienten auf Präparate mit unterschiedlichem biochemischem Wirkungsschwerpunkt verschieden ansprechen (19). Besteht nach erneuter dreiwöchiger Behandlung weiterhin Therapieresistenz, müssen auch hier Dosisanpassungen beachtet werden.

4. Parallel zur Antidepressiva-Gabe können folgende zusätzliche Behandlungsmaßnahmen versucht werden, deren Wirksamkeit empirisch in unterschiedlichem Ausmaß belegt ist:

Schlafentzug (partiell ab 1:00 Uhr oder total) hat eine deutlich zusätzliche antidepressive Wirkung, die zwar häufig nur einen Tag anhält, bei Wiederholung aber zu einer stufenförmigen Besserung der depressiven Symptomatik führen kann (12).

Lithium wirkt nicht nur akut antimanisch und phasenprophylaktisch, sondern es hat auch eine durch zahlreiche klinische Studien ausreichend gut belegte, ausgeprägt akute antidepressive Wirkung (27, 28). Durch Zusatzbehandlung mit Lithium kann bei etwa einem Viertel der Patienten eine deutliche Besserung der Symptomatik erzielt werden (28) (Lithium-Plasmaspiegel 0,6–0,8 mmol/l). Eine Besserung der depressiven Symptomatik durch Lithium-Zusatzbehandlung läßt nach gegenwärtigem Kenntisstand allerdings keinen Schluß auf eine erfolgreiche Prophylaxe mit Lithium zu (27).

Schilddrüsenhormone können in kleinen Dosen (25–50 µg T_3) als Zusatzmedikation die antidepressive Wirksamkeit der Trizyklika verbessern. Die meisten klinischen Studien liegen für die Kombination von Lithium mit Imipramin bzw. mit Amitriptylin vor (19).

Niederpotente Neuroleptika wie Levomepromazin oder Thioridazin sollen in niedriger Dosierung eine gewisse antidepressive Wirksamkeit besitzen. Eine solche Behandlung kommt vor allem bei ängstlich-agitierten Syndromen und bei Suizidalität in Frage. Die Kombination hochpotenter Neuroleptika mit Antidepressiva kann bei wahnhaften Depressionen von Vorteil sein (18).

Die Kombinationsbehandlung von *MAO-Hemmern* und trizyklischen Antidepressiva war früher absolut kontraindiziert; sie ist heute im stationären Rahmen unter Beachtung besonderer Verordnungsregeln (MAO-Hemmer nie zuerst applizieren; beide Substanzen einschleichend und nicht so hoch dosieren) möglich und aussichtsreich (19).

Die immer wieder propagierte pharmakologische Überlegenheit der *Antidepressiva-Infusionstherapie* konnte bisher empirisch nicht belegt werden, zumindest wenn der psychologische Faktor im Rahmen von Doppelblindprüfungen kontrolliert wurde (d.h. auch die oral behandelte Gruppe erhielt eine Infusionsbehandlung mit Plazebo) (13, 19). Nach *Möller* et al. (19) erscheint eine Antidepressiva-Infusionsbehandlung nur dann indiziert, wenn Zweifel an der Compliance bestehen oder wenn der psychologisch-psychotherapeutische Effekt des Infusionssettings ausgenutzt werden soll.

Das größte Risiko bei depressiven Phasen affektiver Psychosen besteht in der Suizidalität. Im Zusammenhang mit der psychopharmakologischen Therapie ist wichtig zu wissen, daß die Suizidalität sich zusammen mit der Depression bessert; weil die antriebssteigernde aber vor der stimmungsaufhellenden Wirkung einsetzt, kann sich vorübergehend die Suizidgefahr jedoch vergrößern.
Die genannten Studien wurden zwar ebenfalls überwiegend an Erwachsenen durchgeführt, nach den bisher vorliegenden klinischen Erfahrungen besteht aber ebenso kein Zweifel, daß die Empfehlungen auch auf Jugendliche angewandt werden können.

Literatur

1 Belmaker RH, Lerer B, Klein E (1984) A comparison of carbamazepine with lithium in excited psychoses. In: Emrich HM, Okuma T, Müller AA (eds) Anticonvulsants in Affective Disorders. Excerpta Medica, Amsterdam, pp 198–203
2 Cade JF (1949) Lithium salts in the treatment of psychotic excitement. Med J Aust 36:349–352
3 Choninard G, Young SN, Anable L (1983) Antimanic effect of clonazepam. Biol Psychiatry 18:451–466
4 Cookson JC (1987) Carbamazepine in acute mania: a practical review. Int Clin Psychopharmacol 2:11–22
5 Delay J, Deniker P (1952) 38 cas de psychoses traites par la cure prolongée et continuée de 4568 RP. Annu Med Psychology 110:364–368
6 Desai NG, Gangadhar BN, Channabasavanna SM, Shetty KT (1987) Carbamazepine hastens therapeutic action of lithium in mania. Proc International Conference on New Directions in Affective Disorders, Jerusalem
7 Emrich HM, Dose M, von Zerssen D (1985) The use of sodium valproate, carbamazepin and oxcarbamazepine in patients with affective disorders. J Affective Disord 8:243–250
8 Finzen A (1991) Carbamazepin bei der Behandlung der Manie und der Rückfallprophylaxe manisch-depressiver Erkrankungen. Psychiatr Praxis 18:1–8
9 Goncalves N (1989) Carbamazepin bei affektiven Störungen unter besonderer Berücksichtigung manischer Syndrome. In: Müller-Oerlinghausen B, Haas S, Stoll K-D (eds) Carbamazepin in der Psychiatrie. Thieme, Stuttgart, pp 95–99
10 Grossi E, Sacchetti E, Vita A, Conti G, Faravelli C, Hautmann G, Zerbi D, Mesina AM, Drago F, Motta A (1984) Carbamazepine vs chlorproma-

zine in mania: a double-blind trial. In: Emrich HM, Okuma T, Müller AA (eds) Anticonvulsants in Affective Disorders. Excerpta Medica, Amsterdam, pp 108–116
11 Klein E, Bental E, Lerer B, Belmaker RH (1984) Carbamazepine and haloperidol versus placebo and haloperidol in excited psychoses. Arch Gen Psychiatry 41:165–170
12 Kuhs H, Tölle R (1986) Schlafentzug (Wachtherapie) als Antidepressivum. Fortschr Neurol Psychiatr 54:341–355
13 Laux G (1987) Infusionstherapie bei Depressionen. Ein Leitfaden für Klinik und Praxis. Hippokrates, Stuttgart
14 Lenzi A, Lazaretti F, Grossi G, Massimetti G, Placidi GF (1986) Use of carbamazepine in acute psychosis: a controlled study. J Int Med Res 14:78–84
15 Lerer B, Moore N, Meyendorff E, Cho SR, Gershon S (1987) Carbamazepine versus lithium in mania: a double-blind study. J Clin Psychiatry 48:89–93
16 Möller HJ (1990) Antidepressiva-Nonresponse: Theoretische Hintergründe, Risikofaktoren und Behandlungsstrategien. In: Lungershausen E, Kaschka WP, Witkowski RJ (eds) Affektive Psychosen. Schattauer, Stuttgart, pp 299–304
17 Möller HJ, Kissling W, Tavan S, Winter J (1986a) Is carbamazepine able to increase the antimanic effect of haloperidol? Pharmacopsychiatry 19:280–281
18 Möller HJ, Kissling W, Herberger B, Binz U, Wendt G, Spahn H (1986b) Controlled trial on the possible advantages of a combined therapy with maprotiline and haloperidol in endogenous depression. Pharmacopsychiatry 19:362–364
19 Möller HJ, Kissling W, Stoll K-D, Wendt G (1989) Psychopharmakotherapie. Ein Leitfaden für Klinik und Praxis. Kohlhammer, Stuttgart
20 Müller AA, Stoll K-D (1984) Carbamazepine and oxcarbamazepine in the treatment of manic syndromes: Studies in Germany. In: Emrich HM, Okuma T, Müller AA (eds) Anticonvulsants in Affective Disorders. Excerpta Medica, Amsterdam, pp 139–147
21 Okuma T, Kishimoto A, Inoue K, Matsumoto H, Ogura A, Matsishita T, Nakao T, Ogura C (1973) Antimanic and prophylactic effects of carbamazepine (Tegretol) on manic depressive psychosis – A preliminary report. Folia Psychiat Neurol Japonica 27:283–297
22 Okuma T, Inaga K, Otsuki S, Sarai K, Takahashi R, Hazama H, Mori A, Watanabe W (1979) Comparison of the antimanic efficacy of carbamazepine and chlorpromazine: a double-blind controlled study. Psychopharmacology 66:211–217
23 Okuma T, Yamashita J, Takahashi R, Jtho H, Kurihara M, Otsuki S, Watanabe K, Sarai K, Hazama H, Inagana K (1988) Double-blind controlled studies on the therapeutic efficacy of carbamazepine in affective and schizophrenic patients. Psychopharmacology 96:102

24 Pope HG, McElroy SL, Keck PE, Hudson JI (1991) Valproate in the treatment of acute mania. Arch Gen Psychiatry 48:62–68
25 Post RM, Uhde TW, Roy-Byrne PP, Joffe RT (1987) Correlates of antimanic response to carbamazepine. Psychiatry Res 21:71–83
26 Rothenberger A (1990) Antidepressiva in der Hand des Kinderarztes. Der Kinderarzt 11:1589–1596
27 Schöpf J (1989) Treatment of depressions resistant to tricyclic antidepressants, related drugs or MAO-inhibitors by lithium addition: Review of the literature. Pharmacopsychiatry 22:174–182
28 Schöpf J, Baumann P, Lemarchand T, Rey M (1989) Treatment of endogenous depressions resistant to tricyclic antidepressants or related drugs by lithium addition. Results of a placebo-controlled double-blind study. Pharmacopsychiatry 22:183–187
29 Sethi BB, Tiwari SC (1984) Carbamazepine in affective disorders. In: Emrich HM, Okuma T, Müller AA (eds) Anticonvulsants in Affective Disorders. Excerpta Medica, Amsterdam, pp 167–176
30 Small JG, Milstein V, Klapper MH, Kellams JJ, Sharpley PH (1989) Carbamazepine (CBZ) compared with lithium (Li) in the treatment of mania. Biol Psychiatry 25:137 (Abstract)
31 Stoll K-D, Haas S (1989) Der antimanische Effekt des Carbamazepins: Evaluation unter Bezug auf methodische Aspekte. In: Müller-Oerlinghausen B, Haas S, Stoll K-D (eds) Carbamazepin in der Psychiatrie. Thieme, Stuttgart, pp 86–94
32 Takezaki H, Hanaoka M (1971) The use of carbamazepine (Tegretol) in the control of manic-depressive psychosis and other manic-depressive states. Clin Psychiatry 13:173–183
33 de Vogelaer J (1981) Carbamazepine in the treatment of psychotic and behavioral disorders. Acta Psychiatr Belg 81:532–541

Anschrift des Verfassers: *Dr. B. Blanz,* Kinder- und Jugendpsychiatrische Klinik am Zentralinstitut für Seelische Gesundheit, Postfach 122120, W–6800 Mannheim

Langzeitbehandlung und Verlauf affektiver Psychosen bei Jugendlichen

F. Poustka
Abteilung für Kinder- und Jugendpsychiatrie am Zentrum der Psychiatrie der Universität Frankfurt

Verlaufsbeurteilung

Allgemeines

Patienten mit psychotischen Verläufen werden, wenn sie der Kinder- und Jugendpsychiatrie entwachsen sind, in weiteren Verlaufsuntersuchungen nicht mehr als eine eigene Gruppe behandelt. Damit ist es schwierig, Behandlungseffekte über eine lange Katamnese zu beschreiben: insbesondere z.B. der Frage nachzugehen, wieviel Patienten mit der Diagnosestellung einer bipolaren affektiven Psychose bei einer sehr engen Indikation zur Verhinderung von Rezidiven eine Langzeitmedikation erhalten, obwohl sie die nicht mehr benötigen würden, gegenüber jenen Patienten, bei denen dies sehr wohl notwendig ist.
Anhaltspunkte für diese Verlaufsfragen können aus zwei grundsätzlichen Sichtweisen gewonnen werden, nämlich

1. aus Beobachtungen sogenannter natürlicher Verläufe,
2. aus den Verläufen behandelter Erkrankungen.

Zu den ersteren kann nach den Langzeituntersuchungen von *Angst* (1), und hier auch nur retrospektiv, ausgesagt werden, daß bei strenger Indikationsstellung etwa 15% aller bzw. in anderen Untersuchungen bis zu einem Drittel der manisch-depressiven Erkrankungen im Alter zwischen 15 und 20 Jahren beginnen (4, 11). Dabei werden (wie in diesem Band bereits dargestellt) affektive Psychosen recht häufig mit den sogenannten Pubertätskrisen, d.h. altersspezifisch übersteigerten Reaktionsformen als sog. Reifungskrisen oder pubertäre Durchbrüche und als Norm- bzw. Werte-Suchverhalten mißinterpretiert und so oft erst gar nicht erfaßt. Auch werden erste phasische Verläufe wegen der oftmaligen Kürze und Flüchtigkeit der Phasendauer übersehen bzw. nicht erkannt und behandelt.

Es gibt Hinweise dafür, daß bipolare affektive Psychosen mit Beginn in der Adoleszenz häufiger mit manischen Episoden beginnen und zwar nach mehreren Berichten (5) ca. dreimal häufiger als depressive. Wegen der sog. dynamischen Entzügelung am Höhepunkt von manischen bzw. Mischzuständen sind sie im Querschnitt von einer schizophrenen Symptomatik häufig nicht zu unterscheiden (wegen der besonderen Färbung der Symptomatik in der Adoleszenz) (10). Aus diesem Grund sind die oft beschriebenen und retrospektiv erfaßten Fehldiagnosen in Richtung einer Schizophrenie in der jugendpsychiatrischen Literatur relativ häufig zitiert worden (17).

Angst (2) faßt die bekannten Verlaufsuntersuchungen sehr skeptisch zusammen, wenn er meint, daß der Krankheitsverlauf von Melancholien und manisch-depressiven Psychosen erheblich ungünstiger sei, als dies in Lehrbüchern geschildert wird, weil bis zu 20% in einen chronischen Verlauf sowie 15% in Suizid enden und viele der Betroffenen in den Intervallen nicht voll remittieren, also an sog. Residualsymptomen leiden. Die besten Voraussagen ergäben sich im Einzelfall aus dem schon bekannten Krankheitsverlauf: sichere Prädiktoren für diesen Krankheitsverlauf zu finden, sei bisher nicht möglich gewesen. Die moderne Psychopharmakatherapie vermindere die Phasendauer gegenüber Berichten aus den Jahren vor Einführung der Psychopharmaka nicht, wohl aber die Schwere der Manifestation und die Rückfallsneigung.

Unsere Erkenntnisse leiten sich aber fast ausschließlich aus hospitalisierten, also besonders schwerwiegenden Verläufen ab, erfolgreichere (evtl. leichtere) Verläufe außerhalb von Krankenhäusern werden dadurch nicht erfaßt.

Es gibt keine Belege, die diese Aussage für im Jugendalter beginnende derartige Erkrankungen relativiert.

Prädiktive Merkmale

Die häufigste Frage, die sich bei zu behandelnden manisch-depressiven Erkrankungen stellt, ist die, ab wann eine Langzeitmedikation notwendig ist. Die klassische Regel, nämlich daß Lithium nach drei depressiven Phasen bzw. einer depressiven und einer manischen Phase eingesetzt werden soll, wird u.E. in der Kinder- und Jugendpsychiatrie häufig enger gestellt.

Gerade da manische Radikale oder überhaupt manische Phasen als Erstmanifestation häufiger sind, wird bei vielen Jugendpsychiatern wegen der weitaus schonenderen Vorgangsweise ein frühzeitiger Einsatz von Lithium zumindestens erwogen und wegen der ausgeprägten antimanischen Wirkung auch eingesetzt. Danach schließt sich die Frage nach dem Zeitpunkt des Auslaßversuches im Hinblick auf die weitere Prognose an.

Besondere Vorsicht wird notwendig sein, wenn eine bipolare Erkrankung in der familiären Vorgeschichte in zwei oder drei Generationen sichtbar ist bzw. hypomanische Reaktionen auf trizyklische Antidepressiva in einer vorangegangenen depressiven Phase zu beobachten waren und zwar innerhalb von zwei Wochen nach Beginn der Medika-

Tabelle I. Ungünstige prognostische Zeichen.

1. Früher Beginn mit eindeutigem Dominieren manischer oder unipolarer manischer Symptome über depressiven Verlauf.
2. Suiziddrohungen und wiederholte suizidale Handlungen.
3. Deutliche hypomanische bis aggressive Stimmung trotz Lithium und/oder begleitender Medikation mit Carbamazepin oder Neuroleptika.
4. Hohe EE-Komponenten in Verbindung mit geringer Compliance.
5. Persönlichkeitsstörungen?

Geringe prognostische Aussagekraft haben:

1. Früher Beginn einer bipolaren affektiven Psychose.
2. Das gleichzeitige Auftreten von Denkstörungen, sog. Symptomen ersten Ranges nach Schneider und Affektdissoziation.
3. Rapid cycling
4. Zerebrale Dysfunktion oder begleitende intellektuelle Retardierung.

EE: Expressed Emotions

tion und es sich um einen sehr frühen Beginn einer manisch-depressiven Erkrankung handelt.
Mehrere ältere Untersuchungen wie die von *Olsen* (14) oder *Welner* et al. (21) wie auch von *Taylor* und *Abrams* (19) oder *Weiner* (20) zeigen, daß vor allem ein sehr früher Beginn affektiver Psychosen sich prognostisch ungünstig auswirkt (Tabelle I). *Welner* et al. (21) beschreiben hier insbesondere schlechte Prognosen, weil ca. 75% ihrer Patienten chronifizieren, obwohl eine Lithium-Behandlung durchgeführt worden war. Insbesondere ergaben sich ungünstige Verläufe für manische Erstmanifestationen im Jugendalter.
Ein weiteres Faktum für eine schlechte Prognose, die für eine sehr eng gefaßte und strikte, das heißt frühbeginnende Prophylaxe spricht, sind weitere psychopathologische, aber eher unspezifische Begleitumstände:
a) Intellektuelle Retardierung. Jüngst haben *McCracken* und *Diamonde* (12) das Vorkommen von bipolaren affektiven Psychosen bei intellektuell retardierten Adoleszenten beschrieben. Sie sind der Meinung, daß in dieser Population an das Vorkommen von manisch-depressiven Erkrankungen viel zu selten gedacht wird. Sie zeichnen sich dadurch aus, daß offensichtlich zum Unterschied von anderen bipolar Erkrankten im Jugendalter kaum eine familiäre Belastung mit dieser Krankheit vorkommt.
b) Eine weitere Schwierigkeit kann in der Auswirkung einer gleichzeitig vorliegenden Persönlichkeitsstörung liegen. Nun ist die Diagnose einer Persönlichkeitsstörung in der Adoleszenz immer noch schwierig. In der Untersuchung von *Kutcher* et al. (9) wurde deutlich, daß von 20 untersuchten Adoleszenten in einem mittleren Alter von 17,5 Jahren sieben nach DSM-III wenigstens eine Persönlichkeitsstörung aufwiesen und drei dieser 20 mehr als eine. Diese Population von elf männlichen und neun weiblichen Patienten unterschied sich hinsichtlich dieser oder anderer Merkmale (z.B. nach Alter bei Krankheitsbeginn, Suizidversuchen, Vorgeschichte von Alkoholmißbrauch oder auch im Lithium-Serumspiegel) nicht. Vielmehr hatten Patienten mit einer Persönlichkeitsstörung signifikant häufiger Neuroleptika als Zusatzmedikation und sie waren auch häufiger Lithium-Non-Responder.

Ob es sich dabei nicht doch um simple Lithium-Non-Responder handelte, mit Kennzeichen eines hypomanischen und aggressiven Verhaltens, also um eine unvollständige Remission, und dadurch eine Persönlichkeitsstörung nur vorgetäuscht wurde, blieb unklar. Unvollständige Remissionen waren in eigenen Untersuchungen zunächst nicht so selten (3) und geben Anlaß zu weiterführenden Überlegungen zur Medikation (s.u.). Auch hier ergeben sich bedeutende Lücken in unseren Erkenntnissen, da wir nicht über eindeutige Kenntnisse hinsichtlich der Bedeutung von prämorbiden Persönlichkeitsfaktoren vor Einsetzen der Störung verfügen (13).
Ob in der neueren Literatur ein frühes Ersterkrankungsalter einer bipolaren Störung in der Adoleszenz alleine eine schlechte Prognose bedingt und den Effekt von Lithium vermindert, wird nicht deutlich; nach unseren Erfahrungen trifft dies eher für die früh beginnenden manischen und hier vor allem unipolar manischen Erkrankungen zu. Eine den früh beginnenden Schizophrenien entsprechende schlechte Prognose kommt auch nicht Querschnittssymptomen wie Denkstörungen, Symptomen ersten Ranges nach *Schneider* und Affektdissoziationen zu, weil sie weder differentialdiagnostisch noch prognostisch bedeutsam sind (4, 22). Erst der Längsschnitt bringt hier entscheidende differentialdiagnostische Aufklärung. Diese diagnostische Schwierigkeit ist aber offenbar nicht selten Ursache von Fehldiagnosen (5, 7, 8, 22) und eine weitere Unsicherheit für die Bewertung von Prognosen.
Das entscheidende Kriterium scheint hingegen nach den vorliegenden eigenen Erfahrungen das Verlaufskriterium »alleiniges Auftreten von mindestens drei manischen Phasen« zu sein, also ein zu Beginn unipolarer, manischer Verlauf. Von allen 14 ursprünglich von *Poustka* und *Lehmkuhl* (17) beschriebenen Patienten hatten jene drei mit früh beginnenden derartigen manischen Episoden keinen erkennbaren Effekt der Rezidivprophylaxe, gleichgültig ob die Behandlung mit Lithium, Carbamazepin, einer Kombination mit diesen oder mit Neuroleptika durchgeführt wurde. Auch Fragen der Compliance konnten ausgeschlossen werden, da alle drei Patienten längere Zeit in Rehabilitationseinrichtungen genau beobachtet und die Medikamenteneinnahme kontrolliert durch die dort tätigen Mitarbeiter vorgenommen wurde.

Eine besondere Bedeutung hat auch das Vorkommen eines sog. »rapid cyclings«. Dieses wird in der Regel definiert als schnelles Wechseln der affektiven Zustände mit Intervallen zwischen den Episoden von zwei Wochen. Unter den Rapid-cycling-Patienten wird in der Literatur (6) das Dominieren des weiblichen Geschlechtes im Ausmaß von 2:1 beobachtet, doch überwiegen die Männer bei den ultrakurzen 48-Stunden-Zyklen. Besonders früh einsetzende »rapid cycler« scheinen keine außergewöhnlich schlechte Prognose zu haben; es liegen aber keine ausgedehnteren Untersuchungen in der Adoleszenz vor. Eine Behandlung mit Carbamazepin scheint hier besonders naheliegend, wenn die Wirksamkeit von Lithium als Prophylaktikum Probleme macht (16).

Langzeitbehandlung

Flankierende Maßnahmen: Aufklärung des Patienten und seiner Familienangehörigen

Wie in vielen diagnostischen Bereichen kommen die Eltern von Jugendlichen mit einer derartigen Erkrankung mit maximalen Schuldgefühlen, was sie alles falsch gemacht haben. Die Aufklärung über die Natur der Erkrankung wirkt z.T. entlastend und birgt vor allem auch die Möglichkeit dann rationaler mit den dadurch entstehenden Problemen umgehen zu können. Insbesondere ist die Aufklärung über Früherkennungsmerkmale bei einem drohenden Rezidiv wichtig: Hier ist es auch besonders wichtig einen guten psychotherapeutischen Zugang zum Patienten zu bekommen, damit dieser in den noch kritisch erlebten ersten Tagen eines sich ankündigenden Rezidivs sich aus eigenem Antrieb in eine Behandlung begeben kann. Die schwersten Rezidive erleben wir vor allem bei jenen Patienten, bei denen dieser Zugang nicht gelingt und damit die Dauerprophylaxe auch nach mehreren Rezidiven nicht möglich ist.
Es darf allerdings nicht übersehen werden, daß affektive Residuen eine bedeutende Rolle spielen können im Sinne eines abgestumpften Affekts, geminderter emotioneller Mitbeteiligung und Reagibilität so-

wie einer verminderten Intensität von Gefühlsreaktionen. Dies und eine Tendenz zum Verdrängen der affektiven unangenehmen Erfahrungen während der ersten Zeit der Behandlung, sowohl wegen des affektiven Zustandes durch die Krankheit selbst als auch wegen der anfänglichen Nebenwirkungen der Medikation, sind häufig Ursachen für eine bedeutsame Compliance-Problematik.

Häufig sind erhebliche Veränderungen im familiären Bezugssystem des Adoleszenten auch im Intervall zwischen den Phasen deutlich erkennbar. Dies kann im Sinne des emotionalen Verhaltens der Angehörigen (expressed emotions, EE) beschrieben werden: also ein überkontrollierendes, überkritisches, ablehnendes und einengendes Verhalten der Familienmitglieder mit eingeschränkten Bewältigungsmöglichkeiten bei normalen Lebensereignissen (z.B. Schulmißerfolg) und auch bei außergewöhnlichen Lebensereignissen.

Hier ist neben und gerade zur Durchsetzung einer medikamentösen Langzeittherapie eine intensive psychotherapeutische Intervallbehandlung unter Einschluß der Familie notwendig, um diese Gefahren zu minimieren.

Dosierung von Lithium und Carbamazepin

Die präventive Langzeittherapie mit Lithium (Tabelle II) ist das Mittel erster Wahl, wenngleich sich Carbamazepin als nahezu gleichwertig empfiehlt.

Tabelle II. Dauerprophylaxe mit Lithium.

1. Serumspiegel zwischen 0,5 und 0,8 mmol/l.
2. Anfänglich wöchentliche Serumkontrolle später 3–4 x jährlich.
3. Insbesondere Verlauf der Nieren-Clearance und der Schilddrüsenfunktion sind zu beobachten.
4. Interferenz mit anderen Medikamenten: Neuroleptika/orale Kontrazeptiva beachten!
5. Nebenwirkungen sind häufig in den ersten zwei Wochen bei Dosierung am unteren Rand des Serumspiegels auch bei Jugendlichen eher zu vernachlässigen.
6. Lithium – Aufklärungsbroschüre besprechen.

Auch bei Adoleszenten kann ein durchschnittlicher Serumspiegel von um 0,7 mmol/l für Lithium empfohlen werden, das entspricht etwa 1–2 Tabletten eines Lithium-Carbonats in Retardform. Die untere Grenze sollte eine Serumkonzentration von 0,5 mmol/l nicht unterschreiten. Bei gleichmäßiger Lithium-Konzentration im Serum, was allerdings bei Adoleszenten häufig nicht immer ganz so befriedigend im Unterschied zu Erwachsenen gelingt (wegen in der Regel vermehrter motorischer, sportlicher Aktivitäten, unterschiedlicher Trinkmenge und unterschiedlichen Salzen der Nahrung), kann eine Lithium-Kontrolle auf etwa drei- bis viermal im Jahr begrenzt werden. Ein häufiger Fehler dabei ist immer noch der, daß eine Zwölf-Stunden-Differenz ± einer Stunde zwischen der letzten Lithium-Einnahme (z.B. am vorangegangenen Abend) und einer Blutkontrolle (z.B. am nächsten Morgen) nicht immer eingehalten wird.
Dazu sollten regelmäßig auch die entsprechenden Urinuntersuchungen mit Clearence-Bestimmungen also mit Serum-Kreatinin und Sedimentationsrate, Blutdruck, EKG- und EEG-Kontrolle erfolgen. Eine regelmäßige einfache Messung des Halsumfanges bzw. die Beobachtung einer Entwicklung einer euthyreoten Struma scheint nur am Beginn der Therapie notwendig zu sein, da etwa 10% vor allem der Mädchen eine Struma nach Lithium-Gabe entwickeln, die eine Thyroxin-Zusatzmedikation erfordert. Die Nebenwirkungen in bezug auf die Nierenfunktion ist insbesondere bei sog. toxischen Spitzen (über 1,4 mmol/l) möglich. Dies kann dann zur Verminderung der Rückresorptionsrate in den distalen Nierentubuli führen (das antidiuretische Hormon wird weniger wirksam). Bei Einhaltung der Empfehlungen ist allerdings kein Anlaß zu übertriebener Sorge gegeben. Warnsignale eines zu hohen Lithium-Spiegels sind Benommenheit, Schläfrigkeit, Unkonzentriertheit, Muskelschwäche, Muskelzuckungen, verwaschene Sprache, Schwindel und Durchfälle. An eine Hyperthyreose sollte vor allem bei Gewichtsabnahme gedacht werden, eine regelmäßige TSH-Bestimmung ist empfehlenswert – die Kombination von Lithium und Neuroleptika ist bei Beachtung der üblichen Maßstäbe durchaus möglich (17).

Carbamazepin wird allmählich ebenfalls zu einer Standardmedikation bei affektiven Psychosen. Es ist vor allem notwendig, wenn im Intervall – insbesondere bei Jugendlichen – eindeutig manische Komponenten zu beobachten sind, die zunächst auch von Angehörigen gern übersehen werden: Ein aufgewecktes schlagfertiges Verhalten wird als gesund bezeichnet und vermehrte aggressive Durchbrüche unter den Gleichaltrigen werden von den Familienangehörigen weniger beachtet bzw. erkannt. Dies deutet aber häufig auf eine nicht vollständige Reduktion der manischen Symptomatik auch in den sog. remittierten Intervallen auch unter einer ausreichenden Lithium-Behandlung hin. Lithium wirkt auch nach einigen Monaten bei etwa 20% der Patienten nicht im Sinne der erwünschten Rezidivprophylaxe, insbesondere bei den erwähnten »rapid cycles«. Hier empfiehlt sich eine frühzeitige Kombination mit Carbamazepin.
Unseres Erachtens sollte eher konservativ vorgegangen werden, nämlich eine Kombination mit Lithium bei nichtvollständiger, mit Lithium alleine herzustellender Remission, bevor eine vollständige Umstellung auf Carbamazepin alleine durchgeführt wird. Die Handhabung der Carbamazepin-Dosierung ist relativ einfach (Tabelle III). Sie beginnt in der Regel mit einer Dosis von 200 mg, die langsam gesteigert wird auf etwa 600–800 mg/Tag. Dies entspricht etwa einem Serumspiegel von 6–12 µg/ml. Die Toxizitätsgrenze liegt bei etwa 12 µg/ml und kündigt sich häufig rasch durch Schwindelgefühl und einen Endstellnystagmus an, der nach Reduktion der Dosis innerhalb von wenigen Stunden wieder verschwindet. In unserem eigenen Kollektiv (17) haben wir gute Erfahrungen in bezug auf die Verträglichkeit mit einer Erhaltungsdosis von 600–800 mg Carbamazepin gemacht. Bei keinem

Tabelle III. Carbamazepin-Therapie.

1. Erhaltungsdosis zwischen 600 und 800 mg (Serumspiegel von 6–12 µg/ml)
2. In der Erhaltungsphase etwa vierteljährliche Blutbild- und Multifunktionsuntersuchung.
3. Manische Exazerbation bei Carbamazepin bei Adoleszenten wurde beschrieben (15).

unserer bisher beobachteten Patienten kam es zu Komplikationen (z.B. einer Agranulozytose, Leukopenie oder allergischen Erscheinungen). Wegen dieser befürchteten Nebenwirkungen sind aber mindestens vierteljährliche Differentialblutbilduntersuchungen erforderlich, zweckmäßigerweise auch unter Einschluß von Leberfunktionsprüfung, da Hepatitiden als Nebenwirkung beschrieben wurden. Anfängliche Nebenwirkungen wie Appetitlosigkeit, Mundtrockenheit, Brechreiz, Diarrhöe, Kopfschmerzen und Akkomodationsstörungen verschwinden in der Regel nach ein bis zwei Wochen bei gleichbleibendem Blutspiegel unter 12 µg/ml. Eine nicht unerhebliche Nebenwirkung ist die Verminderung der Wirkung hormoneller Kontrazeptiva, ein Problem, das eine besonders genaue Aufklärung erfordert. Carbamazepin kann auch den Neuroleptika (z.B. Haloperidol)-Spiegel vermindern, daher ist auf eine derartige Wechselwirkung ebenfalls zu achten.
Wir haben nach etwa zwei Jahren das Ausschleichen dieser Medikation (entweder von Lithium oder von einer Kombinationstherapie mit Carbamazepin) versucht; besonders dann, wenn es zu einer völligen Rezidivfreiheit gekommen war und die momentane Situation keine besonders neue und wichtige Herausforderung erwarten ließ, wie z.B. Abiturprüfungen und dergleichen. Bei gut aufgeklärten Patienten ist ein derartiges Absetzen möglich, doch Fehlen uns die derzeitigen Erfahrungen über den weiteren Verlauf. Bei jenen Patienten, bei denen es zu keiner völligen Rezidivfreiheit gekommen war, bei denen aber die oftmals geschilderten Verlaufsparameter bei Adoleszenten im Vergleich zu Erwachsenen (kürzere Intervalle, häufigere Phasen) deutlich positiv verändert wurden, schien uns ein Absetzen kontraindiziert, zumal gerade bei diesen Patienten der psychotherapeutische Zugang häufig schwierig ist.

Literatur

1 Angst J (1980) Verlauf unipolar depressiver, bipolar manisch-depressiver und schizoaffektiver Erkrankungen und Psychosen. Ergebnisse einer prospektiven Studie. Fortschr Neurol Psychiatr 48:3–30

2 Angst J (1987) Verlauf der affektiven Psychosen. In: Kisker KP, Lauter

H, Meyer JE, Müller C, Strömgren E (eds) Psychiatrie der Gegenwart 5. Affektive Psychosen. Springer, Berlin Heidelberg New York, pp 115–133
3 Blanz B, Lehmkuhl G, Poustka F (1990) Manisch-depressive Psychosen im Jugendalter: diagnostische, differentialdiagnostische und therapeutische Aspekte. In: Lungershausen E, Kaschka WP, Witkowski RJ (eds) Affektive Psychosen. Schattauer, Stuttgart New York, pp 231–237
4 Carlson GA (1990) Child and adolescent mania – diagnostic considerations. J Child Psychol Psychiatry 31:331–341
5 Carlson GA, Strober M (1978) Manic depressive illness in early adolescence: a study of clinical and diagnostic characteristics in six cases. J Am Acad Child Adolesc Psychiatry 17:138–153
6 Erkwoh R, Bränig P (1991) Biologische Befunde bei Rapid-Cycling-Syndromen. Fortschr Neurol Psychiatr 59:1–11
7 Horowitz HA (1977) Lithium and the treatment of adolescent manic depressive illness. Dis Nervous Syst 6:480–483
8 Joyce PR (1984) Age of onset in bipolar affective disorder and misdiagnosis as schizophrenia. Psychol Med 14:145–149
9 Kutcher SP, Marton P, Korenblum M (1990) Adolescent bipolar illness and personality disorder. J Am Acad Child Adolesc Psychiatry 29: 355–358
10 Landolt AD (1957) Follow up studies on circular manic-depressive reactions occurring in the young. Bull NY Acad Med 33:65–73
11 Loranger AW, Levine PM (1978) Age at onset of bipolar affective illness. Arch Gen Psychiatry 35:1345–1348
12 McCracken JT, Diamonde RP (1988) Bipolar disorder in mentally retarded adolescents. J Am Acad Child Adolesc Psychiatry 27:494–499
13 Möller HJ, von Zerssen D (1987) Prämorbide Persönlichkeit von Patienten mit affektiven Psychosen. In: Kisker KP, Lauter H, Meyer JE, Müller C, Strömgren E (eds) Psychiatrie der Gegenwart 5. Affektive Psychosen. Springer, Berlin Heidelberg New York, pp 165–179
14 Olsen T (1961) Follow-up study of manic-depressive patients whose first attack occured before the age of 19. Acta Psychiatr Scand (Suppl)162:45
15 Pleak RR, Birmaher B, Gavrisescu A, Abichandani C, Williams DT (1988) Case study: Mania and neuropsychiatric excitation following carbamazepine. J Am Acad Child Adolesc Psychiatry 27:500–503
16 Post RM, Uhde TW (1985) Caramazepine in bipolar illness. Pharmacol Bull 21:10–17
17 Poustka F, Lehmkuhl G (1982) Lithium-Therapie bei manisch-depressiven Psychosen im Jugendalter. Z Kinder Jugendpsychiatr 10:230–241
18 Poustka F, Lehmkuhl G (1983) Kombinationsbehandlung mit Lithium und Carbamazepin bei affektiven Psychosen im Jugendalter. Z Kinder Jugendpsychiatr 11:388–398
19 Taylor AR, Abrams R (1981) Early and late onset of bipolar illness. Arch Gen Psychiatry 38:58
20 Weiner JB (1982) Child and adolescent psychopathology. Wiley, New York

21 Welner A, Welner Z, Fishman R (1979) Psychiatric adolescent inpatients: Eight to ten-year follow-up. Arch Gen Psychiatry 24:399
22 Werry JS, McClellan JM, Chard L (1991) Childhood and adolescent schizophrenic, bipolar, and schizoaffective disorders: A clinical and outcome study. J Am Acad Child Adolesc Psychiatry 30:457–465

Anschrift des Verfasser: *Prof. Dr. F. Poustka,* Abteilung für Kinder- und Jugendpsychiatrie am Zentrum der Psychiatrie der Johann-Wolfgang-Goethe-Universität Frankfurt, Deutschordenstraße 50, W–6000 Frankfurt am Main 71

Psychopharmakologischer Hintergrund für die Anwendung von Carbamazepin und/oder Lithium bei affektiven Psychosen

W.E. Müller, T. Schubert, L. Stoll
Abteilung Psychopharmakologie, Zentralinstitut für Seelische Gesundheit, Mannheim

Pharmaka zur Rezidivprophylaxe affektiver Erkrankungen

In der Rezidivprophylaxe affektiver Psychosen stehen heute im wesentlichen drei Behandlungsstrategien zur Verfügung. Im Falle von monopolaren depressiven Erkrankungen mit nicht zu häufiger Rezidivquote besteht die Möglichkeit mit dem in der Akutphase wirksamen Antidepressivum in reduzierter Dosis eine Rezidivprophylaxe anzustreben. Ist diese Wirkung nicht ausreichend bzw. liegt eine bipolare affektive Psychose vor, ist das klassische Rezidivprophylaktikum das Lithium, dessen klinische Wirksamkeit heute weltweit akzeptiert ist (5). Aber auch bei dem Einsatz von Lithium als Rezidivprophylaktikum können erhebliche Probleme auftreten, wie die nicht unerhebliche Non-Responder-Quote von ca. 20–30% und die zum Teil erheblichen, unerwünschten Nebenwirkungen von Lithium. Als mögliche Alternative zum Lithium wurde in den letzten Jahren das Carbamazepin in immer größerem Umfang eingesetzt. Die heute vorliegenden Daten sprechen eindeutig für eine klinische Wirksamkeit von Carbamazepin bei der Rezidivprophylaxe affektiver Erkrankungen, speziell vom bipolaren Typ (3, 7). Für Patienten mit einer »rapid-cycling«-Psychose gilt das Carbamazepin heute sogar schon als das Therapeutikum der ersten Wahl (17). Beide Substanzen, Lithium und Carbamazepin, haben auch eine akut antidepressive Wirksamkeit, die allerdings im Falle des Lithiums nicht therapeutisch ausgenützt wird, die aber ein zunehmendes Indikationsgebiet für das Carbamazepin darstellt, besonders in Bereichen der Kinder- und Jugendpsychiatrie.

Der noch unbekannte Wirkungsmechanismus

Für den Pharmakologen sind Lithium und Carbamazepin insofern hochinteressante Substanzen, als wir davon ausgehen können, daß ihr biochemischer Wirkungsmechanismus keine oder nur sehr wenige Parallelen zu dem Wirkungsmechanismus der klassischen Antidepressiva zeigt. Während die Wirkung der klassischen, aber auch der modernen Antidepressiva immer mit einer Beeinflussung der zentralen noradrenergen und serotoninergen Neurotransmission in Zusammenhang gebracht wird, scheinen Lithium und Carbamazepin eher Neuro-

Tabelle I. Biochemische Effekte von Lithium und Carbamazepin, welche als potentielle Wirkungsmechanismen diskutiert werden.

Lithium
Plasmakonzentrationsbereich: 0,5–1,5 mmol/l

1. Hemmung der Inositolmonophosphat-Hydrolyse
   EC50: 0,5 mmol/l (Schubert und Müller, 1989; Casebolt und Jope, 1989)
2. Hemmung der Adenylatzyklase
   EC: 1 mmol/l (Ebstein et al., 1978)
3. Hemmung der Guanylatzyklase im Pinealorgan
   Einzelkonzentration: 2 mmol/l (Zatz, 1979)
4. Hemmung der GTP-Bindung an G-Proteinen
   Konzentrationsbereich: 0,6–1,0 mmol/l (Avissar et al., 1988)

Carbamazepin
Plasmakonzentrationsbereich: 10–30 µmol/l

1. Hemmung der Adenylatzyklase
   signifikanter Effekt ab Konzentrationen > 100 µmol/l (Skeritt et al., 1983)
2. Antagonismus am Adenosin-A_1-Rezeptor
   K_i = 20 µmol/l (Marangos et al, 1983)
3. Hemmung der GTP-Bindung an G-Proteinen
   Konzentration: 1 mmol/l (Avissar et al., 1990)
4. Hemmung der Membranpermeabilität für Natrium-, Kalium- und Kalziumionen
   Konzentrationsbereich: 30–500 µmol/l (Schauf et al., 1974; MacDonald et al., 1985)
5. Hemmung der Guanylatzyklase
   Konzentrationsbereich: 50–1000 µmol/l (Palmer et al., 1979, Palmer et al., 1981)

---

transmitter-unabhängig auf bestimmte regulative Prozesse zentraler Neurone zu wirken (16, 23). Dies soll an den in Tabelle I zusammengefaßten pharmakologischen Mechanismen dargestellt werden, die man mit dem klinischen Wirkungsmechanismus beider Substanzen in Verbindung gebracht hat. Keiner der in Tabelle I dargestellten Mechanismen kann allerdings für sich bis heute in Anspruch nehmen, die therapeutische Wirksamkeit auch nur einer der beiden Substanzen ausschließlich erklären zu können.

Unsere Untersuchungen zu dem möglichen biochemischen Wirkungsmechanismus von Lithium und Carbamazepin sind von zwei etwas unterschiedlichen Fragestellungen ausgegangen. Die eine Hypothese ergab sich aus einem größeren klinischen Forschungsprojekt am Mannheimer Zentralinstitut, in dem wir auf verschiedenen methodischen Ebenen die sogenannte cholinerge-aminerge Imbalancehypothese affektiver Erkrankungen überprüfen (4). Im Rahmen dieser Untersuchung geht unsere Hypothese davon aus, daß Veränderungen der Rezeptorempfindlichkeit in der zentralen noradrenergen und/oder der zentralen cholinergen Neurotransmission ursächlich für affektive Psychosen verantwortlich sind. In diese Vorstellungen passen sehr gut Daten, daß eine chronische Lithium-Behandlung bei der Ratte die Ausbildung von Empfindlichkeitsveränderungen zentraler Muskarin-Rezeptoren verhindern kann. Wir haben uns deshalb in unserem ersten Projekt mit der Frage beschäftigt, ob man mit beiden Substanzen im Tierexperiment Muskarin-Rezeptorsuper- bzw. Subsensivität verhindern oder zumindest in ihrer Ausprägung abschwächen kann.

Betrachtet man sich nun die in Tabelle I dargestellten, in den letzten Jahren publizierten Effekte beider Substanzen auf unterschiedliche neuronale Systeme, so ist festzustellen, daß der Beeinflußung biochemischer Prozesse der intrazellulären Signaltransduktion größte Aufmerksamkeit geschenkt wird. Hier handelt es sich um »second«- oder »third-messenger«-Systeme, welche ein extrazelluläres Signal, beispielsweise die Ausschüttung eines Neurotransmitters, in eine zelluläre biochemische Antwort übertragen. Die Mehrzahl der Neurorezeptoren ist an diese Systeme funktionell gekoppelt, welche als Phospholipase C, Adenylat- und Guanylatzyklase, um die wichtigsten zu nen-

nen, Enzyme darstellen, die an der Innenseite der Zytoplasmamembran lokalisiert sind. Die Interaktion eines Neurotransmitters mit seinem Rezeptor führt dabei über die Vermittlung eines membranständigen GTP-bindenden Proteins zur Aktivierung oder Hemmung dieses Enzymsystems und damit zu einer Modulation der von ihnen gesteuerten Synthese von »second-messenger«-Molekülen. Die bekanntesten Vertreter dieser Botenstoffe sind Inositoltrisphosphat, Diacylglycerol sowie die zyklischen Nukleotide cAMP und cGMP. Eine zentrale Rolle von »second-messenger«-Verbindungen bei adaptiven Veränderungen der Rezeptorsensitivität, sowohl bei der Up- als auch bei der Down-Regulation, kann derzeit als erwiesen gelten. Auf biochemischer Ebene aktivieren die »second messenger« Diacylglycerol, cAMP und cGMP verschiedene Proteinkinasen, was zur Phosphorylierung neuronal funktioneller Proteine (z.B. Ionenkanäle), aber auch zur Genexpression bestimmter Sequenzen aus der TIS-Genfamilie führen kann.
Sowohl Lithium als auch Carbamazepin scheinen die oben beschriebene Reaktionskaskade auf verschiedenen Ebenen zu beeinflußen. Erste tierexperimentelle Untersuchungen Ende der 70er Jahre ergaben, daß Lithium-Ionen im Konzentrationsbereich von 1 mmol/l die durch Noradrenalin aktivierte Adenylatzyklase zu hemmen vermögen. Nachfolgend zeigte sich, daß dieser Effekt auch am Menschen meßbar ist, da bei Patienten mit einer bipolaren affektiven Psychose unter Lithium-Therapie der durch Adrenalingabe induzierte Anstieg der Plasma-cAMP-Konzentration deutlich reduziert und die basale Plasma-cAMP-Konzentration ebenfalls erniedrigt war. Später wurde auch für Carbamazepin eine Hemmung der aktivierten Adenylatzyklase beschrieben, welche jedoch erst bei höheren Carbamazepin-Konzentrationen meßbar war und möglicherweise im Zusammenhang mit einre Adenosinrezeptor-antagonistischen Wirkungskomponente zu sehen ist.
Hallcher und *Sherman* (10) beschrieben 1980 die Hemmung des Enzyms Inositol-1-Phosphatase durch Lithium. Dieser Mechanismus schien pharmakodynamisch besonders relevant zu sein, da der zentrale M_1-Rezeptor funktionell mit dem Inositolphosphatstoffwechsel verknüpft ist und über eine Hemmung der Inositol-1-Phosphatase therapeutische Veränderungen der Rezeptorsensitivität erklärbar wären.

Versuche unserer und anderer Arbeitsgruppen zeigten deutlich, daß Carbamazepin im Gegensatz zu Lithium keine Beeinflußung des Inositolphosphatstoffwechsels bewirkte (9).
Als sehr interessanter neurochemischer Befund wurde vor kurzem zunächst für Lithium, später aber auch für Carbamazepin, eine Interaktion mit den oben erwähnten G-Proteinen publiziert. Demnach hemmten beide Substanzen bei In-vitro- und Ex-vivo-Experimenten die GTP-Bindungskapazität dieser Proteine und damit die Kommunikation zwischen Rezeptor und nachgeschaltetem Effektorsystem. Eine veränderte Bildung von »second-messenger«-Molekülen wäre wiederum als Folge dieses Effektes anzusehen.
In dem Bestreben, einen gemeinsamen biochemischen Mechanismus der antiepileptischen Wirkung zahlreicher Antiepileptika aufzufinden, wurden Anfang der 80er Jahre Untersuchungen über eine mögliche Beeinflußung der zentralen cGMP-Synthese durchgeführt. Dem »second messenger« cGMP wurde dabei deshalb große Aufmerksamkeit geschenkt, da in den verwendeten Tiermodellen die Krampfaktivität mit der zentralen cGMP-Synthese einherging und In-vitro-Experimente den Schluß zuließen, daß die neuronale Depolarisation mit einem intrazellulären cGMP-Anstieg verknüpft ist. In den verwendeten Tiermodellen konnte eine deutliche Hemmung der zentralen cGMP-Synthese unter Carbamazepin nachgewiesen werden, welche allerdings erst in einem Konzentrationsbereich relevant wurde, der über der therapeutisch angewendeten Dosierung lag. Etwa gleichzeitig durchgeführte Untersuchungen zeigten, daß Lithium die cGMP-Synthese in der Rattenhypophyse ebenfalls hemmen konnte und daß unter Lithium- bzw. Carbamazepin-Behandlung gesunder Probanden der Noradrenalin-induzierte Plasma-cGMP-Anstieg bzw. die basale cGMP-Plasmakonzentration reduziert war. Die pharmakologische Bedeutung dieser Befunde wurde im folgenden jedoch nicht weiter abgeklärt.
Aus den obigen Ausführungen ergibt sich, daß den erwähnten »second-messenger«-Molekülen eine wichtige Rolle für die Pharmakodynamik des Lithiums und Carbamazepins zukommt, welche durch die zentrale Stellung dieser Verbindungen bei der intrazellulären Signaltransduktion unterstrichen wird. Wir haben uns daher im zweiten Teil unse-

rer Untersuchungen sehr intensiv damit beschäftigt, inwieweit beide Substanzen parallelgehende Effekte auf die Bildung von zyklischem GMP zeigen. Um hier von vornherein einen Zugang zu humanpharmakologischen Untersuchungen zu haben, haben wir alle unsere Untersuchungen an aus Frischblut isolierten Humanlymphozyten durchgeführt.

Effekte von Lithium und Carbamazepin auf Mechanismen der Muskarin-Rezeptorsuper- bzw. Subsensitivität

Wie schon im ersten Abschnitt erwähnt, gehen verschicdcnc Hypothesen zur Pathogenese affektiver Erkrankungen davon aus, daß hier Super- bzw. Subsensitivitätsphänomene an verschiedenen Rezeptorsystemen vorliegen. In Übereinstimmung mit diesen Hypothesen waren u.a. Befunde, daß eine subchronische Behandlung mit Lithium im Tierversuch die Ausbildung von Muskarin-Rezeptorsupersensivität unterbinden konnte (11). Da diese Befunde sich sehr zwanglos in die unseren Untersuchungen zugrundeliegende cholinerg/noradrenerge Imbalancehypothese affektiver Psychosen einordnen lassen (4), haben wir uns etwas detaillierter mit der Frage beschäftigt, inwieweit eine Interferenz mit solchen regulativen Prozessen zentraler Muskarin-Rezeptoren eine allgemeine Eigenschaft von Lithium und Carbamazepin darstellt.
Es konnte schon mehrfach gezeigt werden, daß Perioden chronischer neuronaler Über- bzw. Unteraktivität zu Sub- bzw. Supersensitivitätsphänomenen zentraler Muskarin-Rezeptoren führen können, die sich auf der Ebene der Dichten von Muskarin-Rezeptoren nachweisen lassen. Solche Perioden chronischer Über- bzw. Unteraktivität zentraler cholinerger Neurone lassen sich im pharmakologischen Experiment durch die subchronische Gabe von Muskarin-Rezeptorantagonisten, wie dem Scopolamin, oder durch subchronische Gabe von Acetylcholinesterase-Hemmstoffen, wie dem Diisopropylfluorophosphat (DFP), nachahmen. Ein Beispiel für ein solches Experiment ist in Abbildung 1 gezeigt. Hier wurden Mäuse entweder mit Kochsalzlösung oder für 14 Tage mit dem Muskarin-Rezeptorantagonisten Scopolamin behandelt. Muskarin-Rezeptordichten wurden anschließend auf mechanisch

dissoziierten Zellaggregaten der Maushirne bestimmt. Wie an den beiden linken Säulenreihen in Abbildung 1 erkenntlich, führte die Scopolamin-Behandlung zu einer signifikanten Zunahme der Dichte zentraler Muskarin-Rezeptoren. Die Eigenschaften der Muskarin-Re-

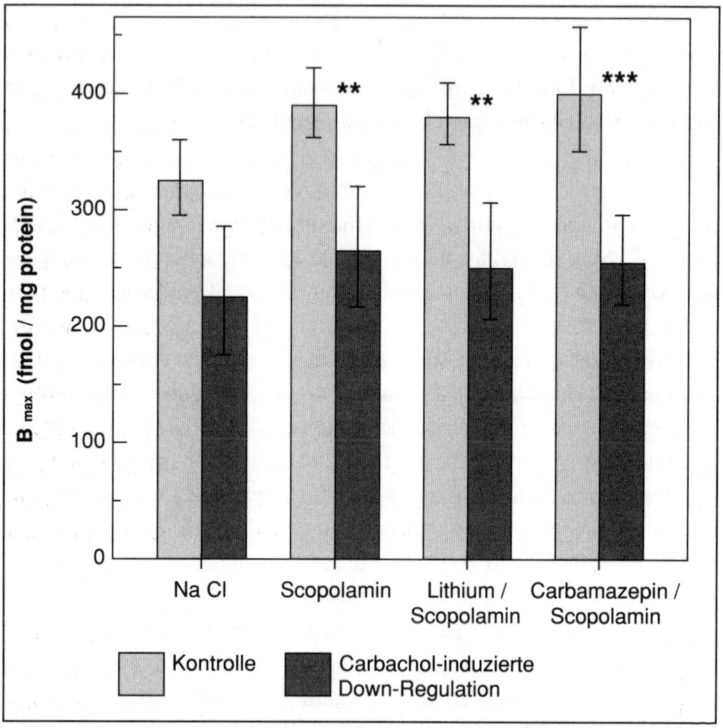

Abbildung 1. Effekte der chronischen Behandlung mit Lithium und Carbamazepin auf die In-vivo-Up-Regulation zentraler Muskarin-Rezeptoren. Junge weibliche NMRI-Mäuse wurden acht Tage mit Lithiumchlorid oder Carbamazepin vorbehandelt. Unter Beibehaltung dieser Medikation wurden die Mäuse zusätzlich sechs Tage mit Scopolamin behandelt. Von den behandelten Tieren wurden intakte Hirnzellen präpariert, die 2 h mit oder ohne 1 mM Carbachol inkubiert wurden. Die Zellen wurden gewaschen und in nachfolgenden Sättigungsexperimenten mit ^{3}H-MNS und Scatchard-Transformation die Rezeptordichte sowie der K_d-Wert bestimmt. Das Säulendiagramm zeigt die Mittelwerte ± SD von jeweils sechs Experimenten pro untersuchter Gruppe (*Stoll* et al., in Vorbereitung).

zeptoren, bei akuter In-vitro-Exposition auf hohe Agonisten-Konzentrationen (Carbachol 1 mmol/l) mit einer signifikanten Dichteverminderung zu reagieren (»in vitro down-regulation«), war aber durch die Scopolamin-Behandlung nicht beeinflußt. Im Gegensatz dazu wurde die durch die Scopolamin-Behandlung erhöhte Rezeptordichte durch die In-vitro-Exposition auf das gleiche Ausmaß herunterreguliert, so daß sogar die Anzahl der Rezeptoren, die durch die In-vitro-Behandlung zum Verschwinden gebracht werden konnte, zugenommen hatte. Wurden Tiere 14 Tage vor der Scopolamin-Behandlung mit Lithium bzw. Carbamazepin vorbehandelt, so war weder die Rezeptor-Up-Regulation durch Scopolamin noch die darauf folgende Down-Regulation der Rezeptordichte durch In-vitro-Carbachol-Behandlung signifikant verändert im Vergleich zu den Tieren, die nur mit Scopolamin behandelt worden waren. Ein ähnliches Verhalten konnte bei subchronischer Exposition von Mäusen auf den Acetylcholinesterase-Hemmstoff DFP beobachtet werden. Hier führte die DFP-Behandlung alleine zu einer hochsignifikanten Abnahme der Muskarin-Rezeptordichte, die dann durch zusätzliche In-vitro-Exposition auf den Agonisten Carbachol nicht weiter verändert werden konnte. Diese Down-Regulation der Muskarin-Rezeptordichte durch DFP wurde durch eine Vorbehandlung der Tiere mit Lithium bzw. Carbamazepin wiederum nicht beeinflußt. Unsere Daten weisen damit darauf hin, daß beide Substanzen nicht mit der Eigenschaft zentraler Muskarin-Rezeptoren interferieren, jedoch auf Perioden chronischer neuronaler Über- bzw. Unteraktivität mit entsprechenden Veränderungen der Rezeptordichte auf den Nervenzellen reagieren können. Unsere Befunde geben damit keinerlei Hinweise darauf, daß beide Substanzen Rezeptorsensivitätsveränderungen im Rahmen affektiver Psychosen beeinflussen.

Therapeutische Plasmakonzentrationen von Lithium und Carbamazepin beeinflussen die intrazelluläre cGMP-Akkumulation

Aus der eingangs erwähnten Betrachtung biochemischer Effekte von Lithium und Carbamazepin ergibt sich, daß die Beeinflußung der zellulären »second-messenger«-Synthese ein möglicher gemeinsamer Wirkungsmechanismus beider Substanzen darstellen könnte. Von großem Interesse schien uns hier das cGMP-generierende System. Hier gab es zum einen Hinweise aus tierexperimentellen Arbeiten, wonach Lithium und Carbamazepin dieses System, allerdings in unterschiedlichen Versuchsanordnungen, beeinflußten. Zum anderen interessierte es uns deshalb, weil dem cGMP eine zentrale Rolle bei der intrazellulären Reizverarbeitung zuzukommen scheint. Wir haben uns deshalb entschlossen, eine mögliche Interferenz von beiden Substanzen mit der Guanylatzyklase detailliert zu untersuchen. Um hier von vornherein die Möglichkeit zu weitergehenden Untersuchungen an psychiatrischen Patienten offenzuhalten, wurden die Untersuchungen

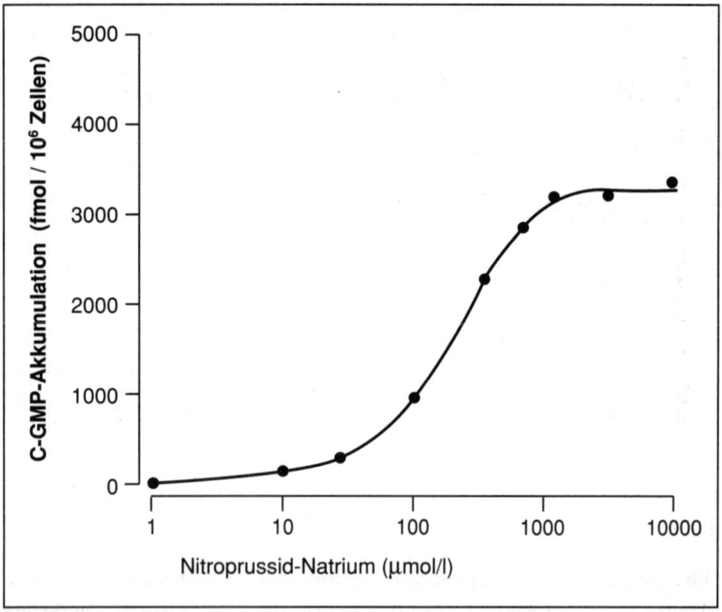

Abbildung 2. Lymphozyten wurden mit Nitroprussid-Natrium in den angegebenen Konzentrationen 20 Sekunden lang inkubiert und danach das gebildete cGMP bestimmt. Die dargestellten Werte sind Mittelwerte aus zwei Einzelbestimmungen. Der Versuch wurde einmal mit gleichem Ergebnis wiederholt.

am Modell zirkulierender Humanlymphozyten durchgeführt. In diesem Zellsystem konnten wir eine durch Nitroverbindungen stimulierbare Guanylatzyklase-Aktivität nachweisen, deren grundlegende Eigenschaften sich nicht von denen der Guanylatzyklase in anderen Zellsystemen unterschieden (20). Die lymphozytäre Guanylatzyklase konnte konzentrationsabhängig mit der Nitroverbindung Nitroprussid-Natrium stimuliert werden (Abbildung 2). Der Anstieg von cGMP war nur sehr kurzfristig und erreichte sein Maximum nach 20–30 s (Abbildung 3). Während die Konzentration von cGMP ohne Zugabe des Stimulators Nitroprussid-Natrium in Lymphozyten weder durch Lithium noch durch Carbamazepin beeinflußt wurde, konnte die Stimulierbarkeit des Enzyms durch Lithium und Carbamazepin erheblich gehemmt

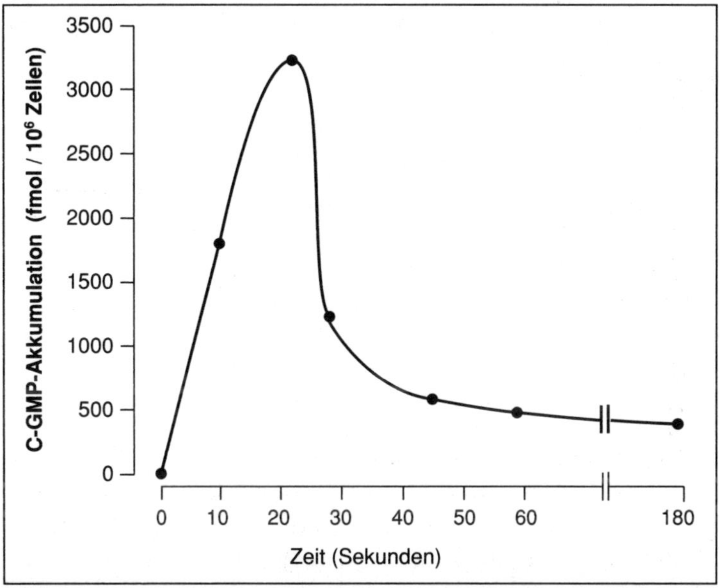

Abbildung 3. Lymphozyten wurden in Abwesenheit von Theophyllin mit Nitroprussid-Natrium in einer Konzentration von 1 mM bis zu den angegebenen Zeiten inkubiert und anschließend das gebildete cGMP bestimmt. Die dargestellten Werte sind Mittelwerte aus zwei Einzelbestimmungen. Der Versuch wurde einmal mit gleichem Ergebnis wiederholt.

werden (21). An den meisten von uns untersuchten Probanden war allerdings die Hemmung des Enzyms durch Carbamazepin in den von uns untersuchten Konzentrationsbereichen nicht maximal (Abbildung 4), während die Hemmung durch Lithium sich im therapeutischen Lithium-Bereich im gleichen Prozentniveau bewegte wie die Hemmung durch Carbamazepin (Abbildung 5). Erst durch sehr hohe und nicht mehr therapeutische Lithium-Konzentrationen konnte dann die Aktivität der Guanylatzyklase weitgehend vollständig gehemmt werden (Abbildung 5). Sowohl für Lithium wie auch für Carbamazepin konnte im therapeutischen Konzentrationsbereich eine deutliche und hochsignifikante Hemmung der Guanylatzyklase in Humanlympho-

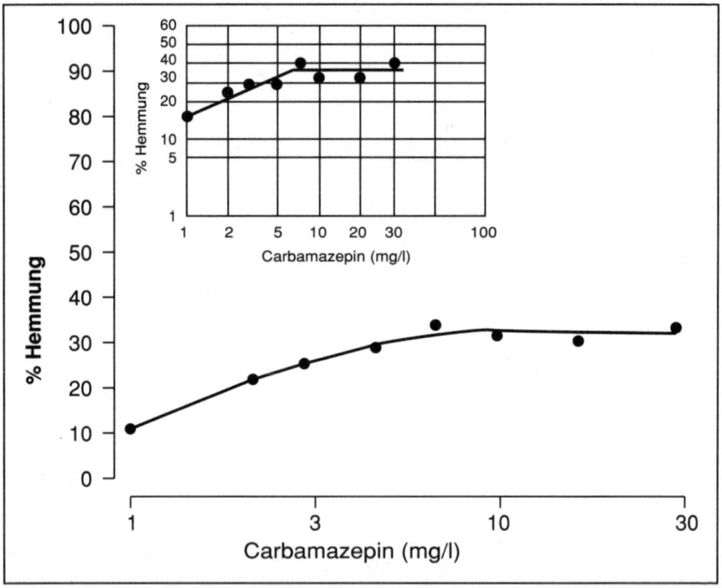

Abbildung 4. Lymphozyten wurden drei Stunden mit Carbamazepin in den angegebenen Konzentrationen vorinkubiert. Anschließend wurde Nitroprussid-Natrium zugesetzt (Endkonzentration 1 mM), die Inkubation 20 s lang fortgesetzt und das entstandene cGMP bestimmt. Die Inkubation mit Carbamazepin oder Natriumchlorid allein bewirkte keine cGMP-Nachweisgrenze. Die dargestellten Werte sind Mittelwerte aus zwei Einzelbestimmungen. Der Versuch wurde zweimal mit gleichem Ergebnis wiederholt.

zyten nachgewiesen werden. Der Effekt war relativ spezifisch für Lithium und Carbamazepin und konnte nicht für andere Antidepressiva gezeigt werden. Interessanterweise wurde die aktivierte Guanylatzyklase durch den pharmakologisch aktiven Carbamazepin-Metaboliten Oxcarbamazepin ebenfalls deutlich gehemmt (Tabelle II). Der Effekt war auch in Hirngewebe nachweisbar (21), wie die Daten an mechanisch dissoziierten Hirnaggregaten der Maus zeigen, wo durch therapeutische Konzentrationen beider Substanzen in etwa gleiche Hemmungen der Stimulierbarkeit der Guanylatzyklase erreicht wurden wie an zirkulierenden Humanlymphozyten.

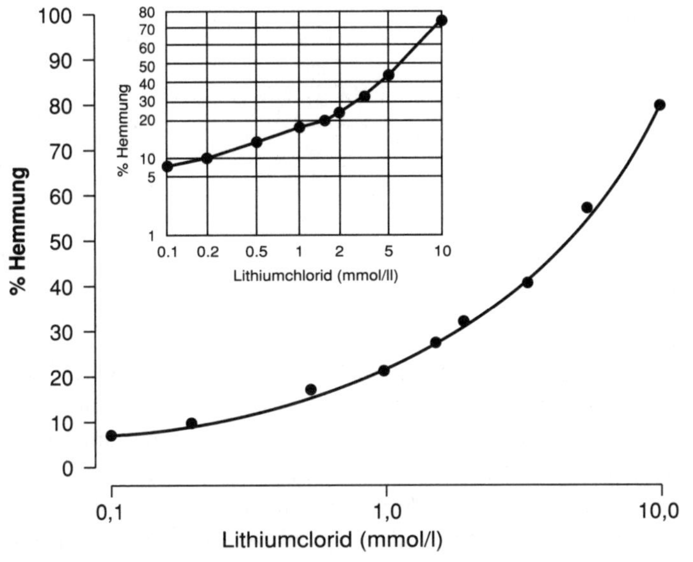

Abbildung 5. Lymphozyten wurden drei Stunden mit Lithiumchlorid in den angegebenen Konzentrationen vorinkubiert. Anschließend wurde Nitroprussid-Natrium zugesetzt (Endkonzentration 1 mM), die Inkubation 20 s lang fortgesetzt und danach das entstandene cGMP bestimmt. Die Inkubation mit Lithiumchlorid oder Natriumchlorid (Kontrolle) selbst bewirkte keine cGMP-Akkumulation. Basale cGMP-Konzentrationen lagen unter der Nachweisgrenze. Die dargestellten Werte sind Mittelwerte aus zwei Einzelbestimmungen. Der Versuch wurde zweimal mit gleichem Ergebnis wiederholt.

Tabelle II. Lymphozyten wurden drei Stunden mit den verschiedenen Substanzen in zwei unterschiedlichen Konzentrationen, die beide im Plasmaspiegelbereich liegen, vorinkubiert. Anschließend wurde die Guanylatzyklase durch Zugabe von Nitroprussid-Natrium (Endkonzentration 1 mmol/l) 20 s lang stimuliert. Die gemessenen Effekte sind als % Hemmung angegeben und entsprechen der prozentualen Differenz aus der cGMP-Akkumulation bei Abwesenheit (entspricht 100%) und bei Anwesenheit des Antidepressivums.

Substanz	Konzentration	% Hemmung
Kontrolle (NaCl)	0,9%	0
Amitriptylin	100 µg/l	0
	200 µg/l	0
Imipramin	100 µg/l	0
	200 µg/l	0
Levoprotilin	50 µg/l	0
	100 µg/l	0
Lithium	0,5 mmol/l	12,8 ± 2,5[a]
	1,0 mmol/l	26,0 ± 4,2[a]
Carbamazepin	5 mg/l	20,2 ± 5,4[a]
	10 mg/l	30,1 ± 7,3[a]
Oxcarbamazepin	5 mg/l	48,3 ± 8,2[a]
	10 mg/l	56,2 ± 11,5[a]

[a]eine auf dem Signifikanzniveau $p < 0,05$ signifikant erniedrigte cGMP-Akkumulation.

Unsere Untersuchungen haben damit gezeigt, daß therapeutisch relevante Konzentrationen von Lithium und Carbamazepin zu einer signifikanten Hemmung des Enzyms Guanylatzyklase im Humalymphozyten bzw. im Mäusehirn führen. Der Effekt ist an Lymphozyten individueller Probanden für beide Substanzen unterschiedlich stark ausgeprägt (Abbildung 6). Er ist allerdings in den meisten Fällen additiv, d.h. eine niedrige Hemmung durch Lithium konnte durch die zusätzliche Gabe von Carbamazepin noch deutlich verstärkt werden und vice versa. Darüber hinaus erwies sich sowohl der Carbamazepin- als auch der Lithium-Effekt bei vier aufeinanderfolgenden Untersuchungen im Abstand von jeweils einer Woche an Lymphozyten gesunder Probanden als intraindividuell stabiler Parameter (*Haarnagel* et al., in Vorbereitung).

Unsere Daten zeigen sehr klar, daß therapeutische Konzentrationen von Lithium und Carbamazepin die Stimulierbarkeit der zytosolischen Guanylatzyklase signifikant beeinträchtigen. Dieser Effekt läßt sich auch im Hirngewebe nachweisen. Der bei der Aktivierung der Guanylatzyklase entstehende intrazelluläre Transmitter zyklisches GMP besitzt eine universelle Funktion im zentralen Nervensystem, die sich, neben einer »second-messenger«-Funktion, in regulativen Eingriffen in die Transmitterfreisetzung, in der Regulation von Ionenkanälen und in einem funktionellen Antagonismus zur cAMP-Bildung äußern kann. Eine Interferenz mit diesem für die Zellfunktion sehr bedeutsamen System stellt sicher einen sehr attraktiven Ansatzpunkt dar, gemeinsame Wirkungsqualitäten von Lithium und Carbamazepin erklären zu können. Dies schließt in keinem Fall aus, daß für jede der beiden Substanzen noch zusätzliche Mechanismen zum Tragen kommen, die dann auch qualitative Unterschiede im Wirkungsspektrum erklären könnten.

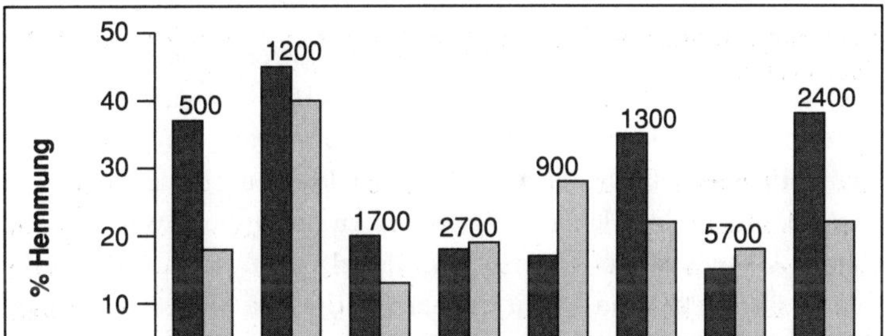

Abbildung 6. Lymphozyten von acht gesunden Probanden wurden mit Lithiumchlorid (1 mM) (helle Säulen) oder Carbamazepin (10 mg/l) (dunkle Säulen) drei Stunden vorinkubiert. Nach dem Zusatz von Nitroprussid-Natrium (Endkonzentration 1 mM) wurde die Inkubation 20 s lang fortgesetzt. Der Gehalt an cGMP in 10^6 Zellen nach Stimulation der Guanylatzyklase mit Nitroprussid-Natrium bei Abwesenheit von Lithium und Carbamazepin ist für jeden Probanden über den zugehörigen Säulen angegeben. Die dargestellten Werte sind Mittelwerte aus vier Einzelbestimmungen.

Ausblick

Wie den vorliegenden Ausführungen entnommen werden kann, stellen Lithium und Carbamazepin zwei Substanzen dar, die dem Pharmakologen auch heute noch große Rätsel aufgeben. Letztlich ist der möglicherweise gemeinsame Mechanismus ihrer Wirksamkeit zur Rezidivprophylaxe affektiver Psychosen noch nicht bekannt. Während unsere Untersuchungen keinerlei Hinweise auf einen Eingriff beider Substanzen in regulative Phänomene der Rezeptorfunktion geben, stellen unsere Befunde über eine Interferenz beider Substanzen mit der Stimulierbarkeit des wichtigen intrazellulären Systems Guanylatzyklase eine sehr attraktive Hypothese dar, einen gemeinsamen Basismechanismus beider Substanzen formulieren zu können. Inwieweit dieser von uns gefundene gemeinsame Mechanismus wirklich für die Wirksamkeit der Substanzen bei affektiven Psychosen relevant ist, werden weitergehende Untersuchungen zeigen, die zur Zeit in unserem Labor durchgeführt werden. Da wir einen deutlichen Unterschied der individuellen Empfindlichkeit der Guanylatzyklase auf beide Substanzen zeigen konnten (Abbildung 6), wäre es denkbar, daß die Empfindlichkeit, mit der am einzelnen Patienten die Guanylatzyklase entweder auf Lithium oder auf Carbamazepin reagiert, eine prädiktive Aussage auf ein späteres therapeutisches Ansprechen auf die eine oder die andere Substanz erlaubt. Untersuchungen, die dieser Frage nachgehen, sind zur Zeit bei uns in der Planung. Sollten sie zu einem positiven Ergebnis führen, könnten unsere Untersuchungen helfen zu vermeiden, daß Patienten über relativ lange Zeit mit einer der beiden Substanzen behandelt werden müssen, bis man ein fehlendes therapeutisches Ansprechen mit Sicherheit feststellen kann. Dies wäre vor dem Hintergrund der nicht unerheblichen unerwünschten Wirkungen beider Substanzen ein deutlicher therapeutischer Fortschritt.

Danksagung

Die Untersuchungen wurden durch Sachmittelbeihilfen der DFG (SFB 258, Projekt A1) und des BMFT gefördert.

Literatur

1 Avissar S, Schreiber G, Danon A, Belmaker RH (1988) Lithium inhibits adrenergic and cholinergic increases in GTP binding in rat cortex. Nature 331:440–442

2 Aivssar S, Schreiber G, Aulakh CS, Wozniak KM, Murphy DL (1990) Carbamazepine and electroconvulsive shock attenuate ß-adrenoceptor and muscarinic cholinoceptor coupling to G proteins in rat cortex. Eur J Pharmacol 189:99–103

3 Ballenger JC (1988) The clinical use of carbamazepine in affective disorders. J Clin Psychiatry 49:13–19

4 Berger M, Fleckenstein P, Riemann D, Müller WE (1990) Experimental approaches for testing the cholinergic-noradrenergic imbalance hypothesis of affective disorders. In: Bunney WE, Hippius H, Laakmann G, Schmauß G (eds) Neuropsychopharmacology. Springer, Berlin Heidelberg New York, pp 208–220

5 Bunney WE Jr, Garland-Bunney BL (1987) Mechanisms of action of lithium in affective illness: basic and clinical implications. In: Meltzer HY (ed) Psychopharmacology: The Third Generation of Progress. Raven, New York, pp 553–565

6 Casebolt T, Jope RS (1989) Long-term treatment selectively reduces receptor-coupled inositol phospholipid hydrolysis in rat brain. Biol Psychiatry 25:329–340

7 Dose M (1991) Carbamazepin in der Psychiatrie. Fund Psychiatr 5:30–39

8 Ebstein RP, Reches A, Belmaker RH (1978) Lithium inhibition of the adenosine-induced increases of adenylate cyclase activity. J Pharm Pharmacol 30:122–123

9 Elphick M, Taghavi T, Powell T, Godfey PP (1988) Alteration of inositol phospholipid metabolism in rat cortex by lithium but not carbamazepine. Eur J Pharmacol 156:411–414

10 Hallcher LM, Sherman WR (1980) The effects of lithium and other agents on the activity of myoinositol-1-phosphatase from bovine brain. J Biol Chem 255:7941–7948

11 Levy A, Zohar J, Belmaker RH (1983) The effect of chronic lithium pretreatment on rat brain muscarinic receptor regulation. Neuropharmacology 21:1199–1201

12 MacDonald RL, McLean MJ, Skeritt JH (1985) Fed Proc 44:2634–2639

13 Marangos PJ, Post RM, Jitendra P, Parma A, Weiss S (1983) Specific and potent interactions of carbamazepine with brain adenosine receptors. Eur J Pharmacol 93:175–182

14 Palmer GC, Jones DJ, Medina MA, Stavinoha WB (1979) Anticonvulsants drug actions on in vitro and in vivo levels of cyclic AMP in the mouse brain. Epilepsia 20:95–104

15 Palmer GC, Palmer SO, Legendre JL (1981) Guanylate cyclase-cyclic

GMP in mouse cerebral cortex and cerebellum: modification of anticonvulsants. Exp Neurol 71:601–614
16 Post RM (1987) Mechanisms of action of carbamazepine and related anticonvulsants in affective illness. In: Meltzer HY (ed) Psychopharmacology: The Third Generation of Progress. Raven, New York, pp 567–576
17 Post RM, Kramlinger KG, Altshuler LL, Ketter T, Denicoff K (1990) Treatment of rapid cycling bipolar illness. Psychopharmacol Bull 26:37–47
18 Schauf CL, Davis AF, Marder J (1974) Effects of charbamazepine on the ionic conductances of myxicola giant axons. J Pharmacol Exp Ther 189:538–543
19 Schubert T, Müller WE (1989) N-Formyl-methionyl-leucyl-phenylalanine induced accumulation of inositol phosphates indicates the presence of oligopeptide chemoattractant receptors on circulating lymphocytes. FEBS Lett 257:174–176
20 Schubert T, Müller WE (1990) Lithium but not cholinergic ligands influence guanylate cyclase activity in intact human lymphocytes. Biochem Pharmacol 39:439–444
21 Schubert T, Stoll L, Müller WE (1991) Therapeutic concentrations of lithium and carbamazepine inhibit cGMP accumulation in human lymphocytes. Psychopharmacology 104:45–50
22 Skeritt JH, Davies LP, Johnston AR (1983) Interactions of the anticonvulsant carbamazepine with adenosine receptors. 1. Neurochemical studies. Epilepsia 24:634–642
23 Waldmeier PC (1987) Is there a common denominator for the antimanic effect of lithium and anticonvulsats? Pharmacopsychiatry 20:37–47
24 Zatz M (1979) Low concentrations of lithium inhibit the synthesis of cyclic AMP and cyclic GMP in the rat pineal gland. J Neurochem 32:1315–1321

Für die Verfasser: *Prof. Dr. W.E. Müller,* Abteilung Psychopharmakologie
am Zentralinstitut für Seelische Gesundheit, Postfach 122120,
W–6800 Mannheim

Die Bedeutung affektiver Störungen für den Verlauf der Schizophrenie im Jugendalter

M. Martin
Klinik und Poliklinik für Kinder- und Jugendpsychiatrie
der Philipps-Universität Marburg

Einleitung

In seiner grundlegenden Arbeit von 1911 »Dementia praecox oder Gruppe der Schizophrenien« hat *Bleuler* (2) zu den Grundsymptomen der Schizophrenie, neben den Störungen der Assoziationen und dem Autismus, die Störung der Affektivität gezählt.
Nachdem lange Zeit im Zentrum der empirischen Schizophrenie-Forschung sogenannte kognitive Störungen standen, hat sich das Interesse in den letzten Jahren wieder den affektiven Störungen bei schizophrenen Psychosen zugewandt.
Die bisherige Diskussion bezüglich der affektiven Störungen bei schizophrenen Psychosen ist kontrovers: *Bleuler* (2) schildert als wesentliche Grundsymptome »Gleichgültigkeit, Interessenmangel, Mangel an affektiven Äußerungsmöglichkeiten und affektiver Resonanz sowie Teilnahmslosigkeit bei zwischenmenschlichen Kontakten«. Er ist im übrigen der Meinung, daß sich »die chronische und akute Depression häufiger am Anfang der ausgebrochenen Krankheit als andere Symptome« finden. Später beschreibt *Conrad* (4) die »initiale Depression« als häufiges direktes Frühsymptom. Dieser Befund wird immer wieder bestätigt, auch jugendpsychiatrischerseits, so von *Nissen* (13), *Remschmidt* et al. (14) und *Eggers* (5).
Etwa ab Mitte der 60er Jahre wird die Diskussion beherrscht von der Frage, ob die depressiven Störungen der Schizophrenie nicht Folge der neuroleptischen Behandlung sind im Sinne einer pharmakogenen Depression (6). *Müller* (12) vermutete ein Auftreten dieser Art von Depression bei 2/3 der Patienten.

Andere Autoren (7) verwerfen das Konzept der pharmakogenen Depression überhaupt; sie kommen zu der Auffassung, daß die Depression integraler Bestandteil des schizophrenen Prozesses sei; die Depression verberge sich zu Beginn hinter der florideren Symptomatik der schizophrenen Psychose. Demgemäß würden die depressiven Symptome unter der Behandlung der schizophrenen Psychose eher ab- als zunehmen.

In einer Untersuchung von *Möller* und *von Zerssen* (11) zeigten 61% der behandelten Patienten deutliche bis schwere depressive Symptome bei Aufnahme, bei Entlassung immerhin noch 23%.

Aktuelle Bedeutung hat die Frage der affektiven Störungen auch im Zusammenhang mit dem schizophrenen Residualsyndrom gewonnen. Insbesondere angloamerikanische Arbeitsgruppen (1) haben die negativen Symptome, wie Affektverflachung, Anhedonie, Apathie sowie Alogie (Denkverarmung) und Aufmerksamkeitsstörungen den Negativsymptomen der Schizophrenie zugeordnet (Einteilung in Typ 1 bzw. Typ 2 der Schizophrenie) (1).

Methoden des Vorgehens

Bei 64 jugendlichen Patienten, die wir über ein Jahr in der poststationären Krankheitsphase beobachten konnten, gingen wir unter ande-

Tabelle I. Bereiche und dazugehörige Instrumente der Untersuchung.

Untersuchungsbereich	Untersuchungsinstrument	Abkürzung
Kognitive Leistungsfähigkeit		
Aufmerksamkeit	Test d2 (Brickenkamp, 1975)	d2
Merkfähigkeit	Hamburg-Wechsler-Intelligenztest für Erwachsene, Untertest Zahlennachsprechen (Wechsler, 1964)	ZN

Fortsetzung Seite 113

Tabelle I. Fortsetzung.

Untersuchungsbereich	Untersuchungsinstrument	Abkürzung
Eher nicht sprachgebundene Intelligenz	Leistungsprüfsystem, Untertest 3 (Horn, 1983)	LPS-3
Eher sprachgebundene Intelligenz	Leistungsprüfsystem, Untertest 6 (Horn, 1983)	LPS-6
Subjektives Befinden und Erleben		
Selbstbeurteilte paranoide Tendenzen	Paranoid-Depressivitäts-Skala, Paranoid-Skala (v. Zerssen, 1976b)	PDS-P
Selbstbeurteilte depressive Verstimmungen	Paranoid-Depressivitäts-Skala, Depressivitäts-Skala (v. Zerssen, 1976b)	PDS-D
Selbstbeurteilte körperliche und allgemeine Beschwerden	Beschwerden-Liste (v. Zerssen, 1976a)	BL
Selbstbeurteilte uncharakteristische Defizite	Frankfurter Beschwerde-Fragebogen (Süllwold, 1977)	FBF
Psychopathologische Phänomene		
Denkstörungen	Psychopathologischer Befund, Skala Denkstörungen	PPB-D
Affektstörungen	Psychopathologischer Befund, Skala Affektstörungen	PPB-A
Rehabilitationsverlauf		
Psychosoziales Funktionsniveau	Skala zur Gesamtbeurteilung von Kindern und Jugendlichen (nach Shaffer et al. 1983; deutsche Bearbeitung, Steinhausen, 1985)	SGKJ
Fremdbeurteilung durch Bezugspersonen	Erzieherfragebogen (Rühl, 1988)	EFB

rem der Frage der Bedeutung der affektiven Störung in der postakuten Phase – bezogen auf einen Ein-Jahres-Verlauf – nach. Alle Patienten waren untergebracht in dem Rehabilitationsheim für psychisch kranke Jugendliche »Leppermühle« in Buseck. Die Untersuchung ging von der Überlegung aus, daß sich das Gesamtbild der Defizite mit Methoden, die wiederholt angewendet werden können, ohne den Patienten übermäßig zu belasten, erfassen lassen. Das verwendete Untersuchungsinstrumentarium zeigt die Tabelle I.

Untersuchungsinstrumente

Die Erfassung der vermuteten kognitiven Störungen der schizophrenen Erkrankung erfolgte mit Methoden aus der klinischen Routine. Die kognitive Störung erfaßt Aspekte der Aufmerksamkeit, des Gedächtnisses und der Merkfähigkeit sowie verschiedene Bereiche der Intelligenz bzw. deren Störung und zielt letztlich auf übergeordnete Prozesse ab, wie zum Beispiel Aspekte der Informationsverarbeitung.
Die Erfassung des Grades kognitiver Gestörtheit erlaubt Aussagen über den Verlauf des Krankheitsprozesses, den Schweregrad der individuellen Störung aber auch Aussagen über den Erfolg von Behandlungsmaßnahmen.
Von praktischer Wichtigkeit ist, daß sich kognitive Störungen gut quantifizieren lassen und deshalb besonders geeignet sind für die Erforschung von Verlaufsaspekten einerseits, des Schweregrades andererseits.
Gleichrangig – neben den kognitiven Störungen – sind die emotionalen Störungen, die vom Patienten selbst erlebten Einbußen, affektiven Verstimmungen oder auch paranoiden Beeinträchtigungen. Diese Störungen des Patienten können von ihm selber geschildert werden; auch sie sind – durch Fragebogenverfahren – gut quantifizierbar. Unsere Untersuchung zielte darauf ab, neben den Störungen im kognitiven Bereich auch Veränderungen im subjektiven Befinden und Erleben des Patienten in der postakuten Krankheitsphase zu erfassen und ihre Bedeutung für die Einschätzung der Schwere der Erkrankung, für Verlauf und Prognose zu ermitteln.

Diese testmetrische Untersuchung wurde ergänzt durch eine psychopathologische Befunderhebung sowie eine standardisierte Befragung der Betreuer der Patienten. Schließlich wurde zu Ende der Beobachtungszeit eine Einschätzung mit der Skala zur Gesamtbeurteilung von Kindern und Jugendlichen (SGKJ) von *Shaffer* et al. (16), in der deutschen Bearbeitung von *Steinhausen* (17), durchgeführt.

Stichprobe

Einige kurze Daten zu den untersuchten Patienten:
Abbildung 1 zeigt Alter und Geschlecht. Schwerpunktmäßig waren die Jugendlichen zwischen dem 14. und 19. Lebensjahr erstmals untersucht worden; es überwiegen die männlichen Patienten.
Abbildung 2 zeigt die Diagnosen bei Beginn der Untersuchung. Am häufigsten wurde die paranoide Form der Schizophrenie diagnosti-

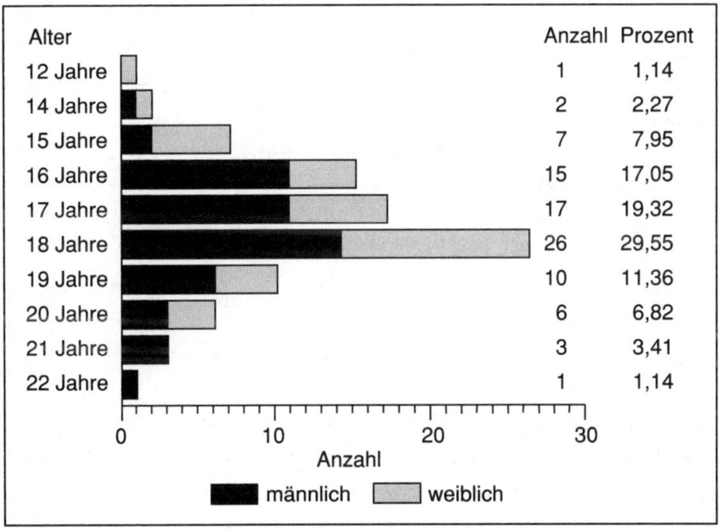

Abbildung 1. Alter bei erster Testung.

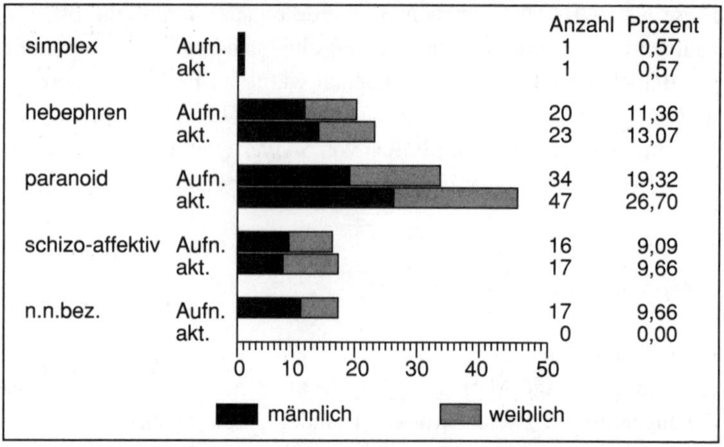

Abbildung 2. Diagnosen bei Heimaufnahme bzw. revidierte Diagnosen; bei Heimaufnahme nicht näher klassifizierte schizophrene Psychosen wurden nach dem MAS neu diagnostiziert.

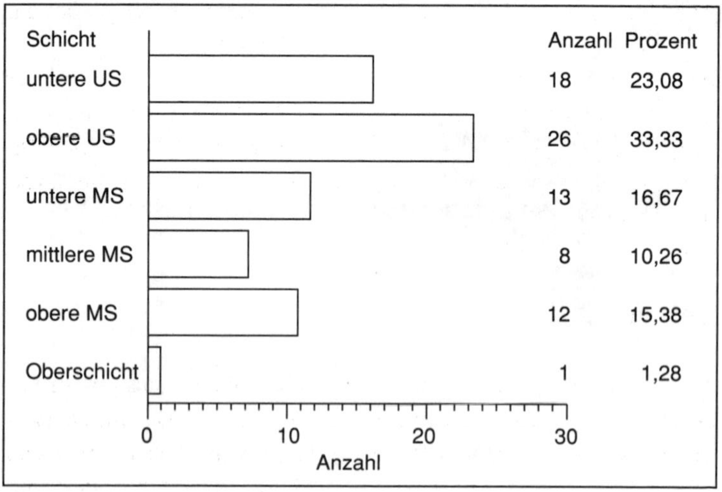

Abbildung 3. Sozioökonomischer Status.

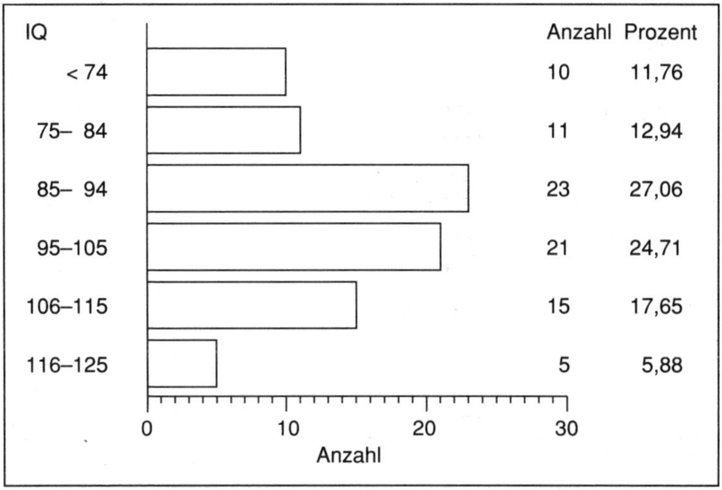

Abbildung 4. Intelligenzleistung.

ziert, dann hebephrene Verlaufsformen, an dritter Stelle stehen die schizoaffektiven Erkrankungen.

Abbildung 3 zeigt den sozioökonomischen Status: Es zeigt sich ein leichtes Überwiegen der unteren sozialen Schichten.

Abbildung 4 zeigt die Intelligenzverteilung: Es wird deutlich, daß der mittlere Intelligenzquotient deutlich unter der durchschnittlichen Intelligenz von 100 bei Gesunden liegt (mittlerer IQ = 93,6). Dieser Befund stimmt – wie auch die sozioökonomische Verteilung – mit Angaben aus der Literatur überein.

Ergebnisse

Zu Beginn der Ein-Jahres-Beobachtung zeigte die Gruppe der jugendlichen Schizophrenen ausgeprägte kognitive Störungen. Im subjektiven Befinden und Erleben fanden sich neben deutlichen paranoiden Tendenzen vor allen Dingen depressive Störungen und subjektiv empfundene Defizienzen im Sinne der schizophrenen Basisstörungen. Als

gewichtigerer Faktor erschien die Störung im subjektiven Befinden durch körperliche und seelische Beschwerden.
Im Verlauf der Behandlung über ein Jahr kam es zu einer Rückbildung dieser Störungen. Im kognitiven Bereich kam es insbesondere zur Verbesserung der Aufmerksamkeits-Konzentrationsleistungen, der nicht sprachgebundenen intellektuellen Fähigkeiten und der Merkfähigkeit. Im Verlauf der Ein-Jahres-Beobachtung kam es zu einer Abnahme der subjektiv empfundenen Beschwerden, wobei bemerkenswert ist, daß im Vergleich zu den kognitiven Störungen die Rückbildung der emotionalen Störungen langsamer und weniger deutlich ist. Bemerkenswert ist, daß für die verschiedenen diagnostischen Untergruppen der Schizophrenie die Überprüfung des Entwicklungstrends zeigte, daß die diagnostischen Untergruppen nicht unterschiedlich verlaufen. Das nach einem Jahr erreichte mittlere Niveau, aufgegliedert nach diagnostischen Untergruppen, ist nicht unterschiedlich.
Die geprüften kognitiven Funktionen haben sich nach einem Jahr weitgehend normalisiert. Die Normalisierung der kognitiven Funktionen führen aber nicht zu einer gleichzeitigen Normalisierung im subjektiven Befinden und Erleben.
Die Besserung betrifft nicht alle Jugendlichen. Es wurde geprüft, ob sich mittels der erhobenen Variablen Untergruppen beschreiben lassen. Diese wurden daraufhin untersucht, ob sie sich z.B. durch unterschiedliche Verlaufsmerkmale und durch eine unterschiedliche Schwere der Erkrankung unterscheiden.
Zur Subgruppenfindung bei unserer Stichprobe verwendeten wir ein cluster-analytisches Verfahren und zwar die Latent-class-Analyse von *Lazarsfeld* und *Henry* (10). Für die Berechnungen wurden vier Variablen ausgewählt, jeweils zwei Verfahren, die die kognitiven und zwei Verfahren, die die emotionalen Störungen erfassen. Auf diese Weise konnten zwei Verlaufsformen unterschieden werden, die man einerseits als leistungsstärker und beschwerdefreier, andererseits als leistungsschwächer und beschwerdevoller charakterisieren kann. Wichtigstes Unterscheidungsmerkmal zwischen den beiden Gruppen ist hierbei die selbstgeschilderte Depressivität der Patienten. Dies wird in Abbildung 5 veranschaulicht. Das Ausmaß der Depressivität, gemes-

sen mit der Depressionsskala PDS-D, bestimmt maßgeblich die Zuordnung zu einer der beiden Unterkategorien. Weniger bedeutungsvoll ist das Ausmaß der kognitiven Störung.

Eine weitere Analyse der beschriebenen Untergruppen zeigte, daß bereits in der Vorgeschichte Unterschiede bestehen. Die später ungünstiger verlaufende Gruppe zeigt nämlich eine deutlich gestörtere Vorgeschichte. Bereits im Alter zwischen null und drei Jahren ist die Untergruppe der Leistungsschwachen und Beschwerdevollen ausgezeichnet durch signifikant mehr motorische Störungen, insbesondere aber auch durch *soziale und emotionale Auffälligkeiten.* Im Alter zwischen vier und sechs Jahren wird bei dieser Gruppe von Patienten bereits signifikant häufiger über psychiatrische Auffälligkeiten berichtet, im Alter zwischen sieben und elf Jahren unterscheiden sich beide Gruppen durch soziale Störungen und erhebliche Verhaltensauffälligkeiten, insbesondere auch durch Probleme im schulischen Bereich.

Es stellte sich weiter die Frage, ob die beiden gefundenen Untergruppen, die sich also bereits bezüglich des prämorbiden Verlaufes unter-

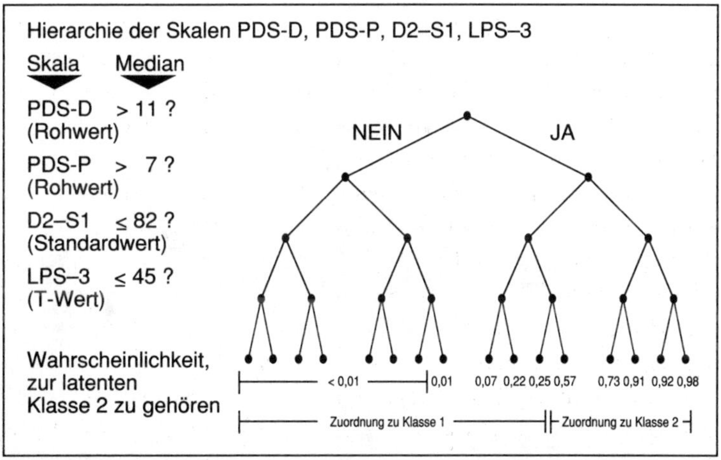

Abbildung 5. Latent-Class-Analyse: Wahrscheinlichkeiten zur latenten Klasse 1/2 zu gehören. Die Abbildung verdeutlicht die Bedeutung der einzelnen Skalen für die Zuordnung zu einer LCA-Klasse.

scheiden, auch eine unterschiedliche Prognose im weiteren Krankheitsverlauf haben.

Die Abbildung 6 zeigt die Einschätzung der Patienten durch Experten nach einem Jahr (Skala zur Gesamtbeurteilung von Kindern und Jugendlichen, ein Wert über 70 bedeutet dabei eine annähernd gute psychische Gesundheit). Man sieht, daß fast nur Patienten der Gruppe 1 (»leistungsfähiger und beschwerderärmer«) diese Gesamtbeurteilung erhalten.

Demgegenüber besteht kein Zusammenhang zwischen der klinischen Diagnose und dem Verlaufszustand nach einem Jahr.

Um die Bedeutung der affektiven Komponente der schizophrenen Erkrankung zu überprüfen, wurde mittels eines Verfahrens der Diskriminanzanalyse die Rehabilitationsprognose bei Beginn der Erkrankung

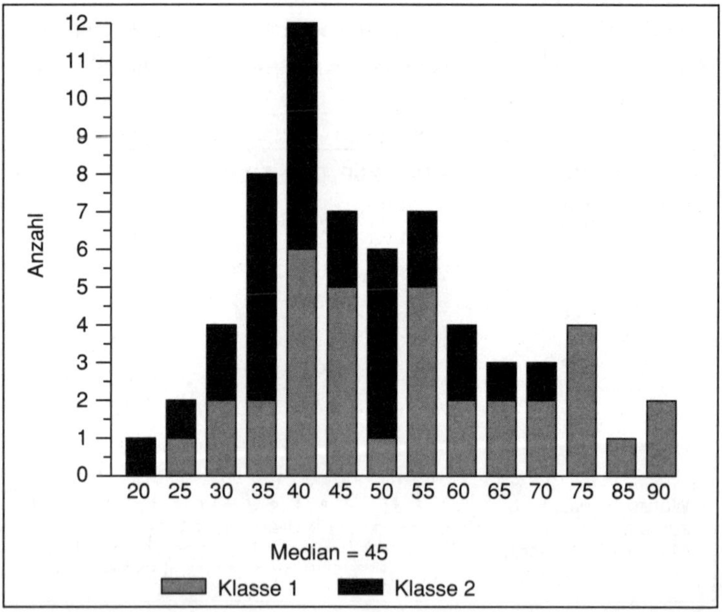

Abbildung 6. Dargestellt ist die Verteilung der durch SGKJ (Skala zur Gesamtbeurteilung von Kindern und Jugendlichen) eingeschätzten Prognose in den beiden LCA-Klassen.

eingeschätzt. In einer Prognoseeinschätzung, in die 16 Variablen eingingen, zeigte sich, daß die Depressivität, wie sie der Patient selbst schildert, das wichtigste Kriterium der Prognoseeinschätzung ist. Patienten, die sich selber als wenig depressiv erleben, wurden der Gruppe mit guter Prognose zugeordnet. Die zweitwichtigste Variable war die Einschätzung der praktischen Fähigkeiten der Patienten durch die Betreuer. Mittels dieser zwei Kriterien können 80% der Patienten mit guter Prognose identifiziert werden bzw. 72% der Patienten mit schlechter Prognose richtig zugeordnet werden. Dies ist ein bemerkenswerter Befund, der die Bedeutung der affektiven Störung gegenüber den kognitiven (schizophrenietypischen) hervorhebt.

Diskussion und Schlußfolgerungen

Folgende Schlußfolgerungen bezüglich des Stellenwertes affektiver Störungen für die untersuchte Gruppe jugendlicher Schizophrener in der Phase des postaktuten Krankheitsverlaufes lassen sich ziehen:

1. Eine Reihe von kognitiven und emotionalen Störungen kennzeichnen den Krankheitszustand schizophrener Jugendlicher in der postakuten Phase des Krankheitsverlaufes.
2. Nach einjährigem Verlauf unter Rehabilitationsbedingungen zeigt sich eine Besserung der Befunde sowohl im kognitiven wie im emotionalen Bereich.
3. Die Besserung betrifft nicht alle Jugendlichen, es lassen sich vielmehr zwei unterschiedliche Verlaufsformen beschreiben, nämlich Jugendliche mit höherer Leistungsfähigkeit und weniger Beschwerden und Jugendliche mit geringer Leistungsfähigkeit und höheren Beschwerden.
4. Die konventionellen klinischen Diagnosen erlauben eine solche Zuordnung nicht.
5. Die beschriebenen Untergruppen unterscheiden sich bereits in der Vorgeschichte. Die später ungünstiger verlaufende Gruppe zeigt dabei eine deutlich gestörtere Anamnese.
6. Die beschriebenen Untergruppen unterscheiden sich sowohl im Ein-Jahres-Verlauf wie in der Prognoseeinschätzung.

7. Einen besonderen Stellenwert für den Verlauf der Psychose im ersten Jahr nach der Erkrankung haben die emotionalen Störungen. Dies zwingt zu der Überlegung, ob neben den häufig propagierten kognitiven Übungsverfahren und Trainingsverfahren, die die soziale Kompetenz verbessern sollen, nicht auch der Behandlung der Depressivität gleichrangige Wichtigkeit zukommt. Es wird zu überprüfen sein, ob die vermehrte Berücksichtigung auch einer psychopharmakologisch antidepressiven Therapie in bestimmten Behandlungsabschnitten sinnvoll ist.
Kürzlich hat *Kick* (9) aus seinen Untersuchungen zum schizophrenen Residualsyndrom folgende therapeutische Schlußfolgerungen gezogen: »Zum ärztlichen Aufgabenbereich gehöre auch, die medikamentöse Steuerung der Dynamik soweit als möglich therapeutisch im Blick zu behalten: Zum einen die rechtzeitige neuroleptische Dämpfung zur Entgleisung führender dynamischer Überschüsse, sodann die vertretbare Anregung dynamischer Bewegung durch affektiv stimulierende und Antrieb freisetzende Trizyklika und neuroleptische Medikamente der neuen Generation, schließlich die neuroleptische Prophylaxe zur Vermeidung störenden, nicht integrationsfähigen dynamischen Druckes.« Aus den erhobenen Befunden läßt sich weiter ableiten, daß eine den Patienten emotional belastende Psychotherapie eher zurückhaltend beurteilt werden muß. Das gleiche gilt für familienbezogene Maßnahmen.
Es bleibt ebenfalls ein wichtiges Ziel der künftigen Forschung zur Behandlung und Rehabilitation von schizophrenen Jugendlichen, Methoden zu beschreiben, wie die emotionalen und affektiven Störungen medikamentös, psychotherapeutisch und durch Beschäftigung mit arbeitstherapeutischen Maßnahmen gezielt beeinflußt und gebessert werden können.
8. Die Bedeutung der sogenannten schizophrenietypischen Basisstörungen für Verlauf und Prognose waren im Vergleich zu den affektiven Störungen in dieser Stichprobe geringer.
9. Demgegenüber ist die Bedeutung praktischer Fähigkeiten für die Prognose groß, dies unterstreicht die Bedeutung entsprechender Maßnahmen in der Behandlung.

10. Aus den Befunden läßt sich insgesamt der Schluß ziehen, daß bei der Behandlung und Rehabilitation jugendlicher Schizophrener mehrere Ebenen gleichrangig berücksichtigt werden müssen, wobei der Behandlung der affektiven Störungen neben den kognitiven ein besonderer Stellenwert zugemessen werden muß. Die gefundene Subgrupe der kognitiven Leistungsschwäche von affektiv Beschwerdevolleren stimmt in der Symptomatik zumindest teilweise mit dem sogenannten Typ-2-Schizophrenie (Schizophrenie mit negativer Symptomatik) überein.

11. Es bedarf weiterer Überprüfung, ob die beschriebene Bedeutung der affektiven Störung ein Spezifikum des Entwicklungsalters unserer Stichprobe ist. Weiter muß überprüft werden, ob im weiteren Verlauf der Erkrankung, also nach zwei- oder dreijährigem Verlauf, die Bedeutung der affektiven Störung nach wie vor einen solchen Stellenwert hat wie im ersten Jahr der Behandlung.

Literatur

1 Andreasen NC (1982) Negative symptoms in schizophrenia. Definition and rehability. Arch Gen Psychiatry 39:784–788

2 Bleuler E (1911) Dementia praecox oder Gruppe der Schizophrenien. Deuticke, Leipzig

3 Brickenkamp R (1975) Test d2. Aufmerksamkeits-Belastungs-Test. Hogrefe, Göttingen

4 Conrad K (1958) Die beginnende Schizophrenie, Versuch einer Gestaltanalyse des Wahns. Thieme, Stuttgart

5 Eggers C (1967) Prognose und Verlauf kindlicher und präpubertaler Schizophrenien. Inauguraldissertation, Marburg

6 Helmchen H, Hippius H (1967) Depressive Syndrome im Verlauf neuroleptischer Therapie. Nervenarzt 38:455–458

7 Hirsch SR (1982) Depressed »revealed« in schizophrenia. Br J Psychiatry 140:421–424

8 Horn W (1983) Leistungsprüfsystem LPS. Hogrefe, Göttingen

9 Kick HA (1991) Psychopathologie und Verlauf der postakuten Schizophrenie. Springer, Berlin Heidelberg New York

10 Lazarsfeld PF, Henry NW (1968) Latent Structure Analysis. Houghton Mifflin, Boston

11 Möller HJ, von Zerssen D (1986) Der Verlauf schizophrener Psychosen

unter den gegenwärtigen Behandlungsbedingungen. Springer, Berlin Heidelberg New York
12 Müller P (1981) Depressive Syndrome im Verlauf schizophrener Psychosen. Enke, Stuttgart
13 Nissen G (1975) Affektive Psychosen in der Adoleszenz. Nervenarzt 46:302–307
14 Remschmidt H, Brechtel B, Mewe F (1973) Zum Krankheitsverlauf und zur Persönlichkeitsstruktur von Kindern und Jugendlichen mit endogenphasischen Psychosen und reaktiven Depressionen. Acta Paedopsychiatr 40:2–17
15 Rühl D (1988) Untersuchungen zur Basisstörung schizophrener Jugendlicher. Inauguraldissertation, Marburg
16 Shaffer D, Gould MS, Brasic J, Ambrosimi P, Fischer P, Bird H, Aluwahlia S (1983) A children's global assessment scale (CGAS). Arch Gen Psychiatry 40:1228–1231
17 Steinhausen HC (1985) Eine Skala zur Beurteilung psychisch gestörter Kinder und Jugendlicher. Z Kinder Jugendpsychiatr 13:230–240
18 Süllwold L (1977) Symptome schizophrener Erkrankungen. Uncharakteristische Basisstörungen. Springer, Berlin Heidelberg New York
19 Süllwold L, Huber G (1986) Schizophrene Basisstörungen. Springer, Berlin Heidelberg New York
20 Wechsler D (1964) Die Messung der Intelligenz Erwachsener. Textband zum Hamburg-Wechsler-Intelligenztest für Erwachsene (HAWIE). Dt. Bearb. von Hardesty A, Lauber H, 3. Aufl. Huber, Bern
21 von Zerssen D (1976 a) Beschwerde-Liste (BL). Beltz, Weinheim
22 von Zerssen D (1976 b) Paranoid-Depressivitäts-Skala (PDS). Beltz, Weinheim
23 von Zerssen D (1976 c) Klinische Selbstbeurteilungs-Skalen (KSB-S) aus dem Münchner Psychiatrischen Informationssystem (Psychis München). Allgemeiner Teil. Beltz, Weinheim

Anschrift des Verfassers: *Priv.-Doz. Dr. M. Martin,* Klinik und Poliklinik für Kinder- und Jugendpsychiatrie der Phillips-Universität, Hans-Sachs-Straße 6, W–3550 Marburg/Lahn

Autorenverzeichnis

Blanz, B., Dr. med. habil., Kinder- und Jugendpsychiatrische Klinik am Zentralinstitut für Seelische Gesundheit, Postfach 122120, W-6800 Mannheim

Martinius, J., Prof. Dr. med., Institut für Kinder- und Jugendpsychiatrie, Heckscher-Klinik der Ludwig-Maximilians-Universität München, Heckscherstraße 4, W-8000 München 40

Lehmkuhl, G., Prof. Dr. med., Klinik und Poliklinik für Kinder- und Jugendpsychiatrie der Universität zu Köln, Robert-Koch-Straße 10, W-5000 Köln 41

Martin, M., Priv.-Doz. Dr. med., Zentrum für Kinderheilkunde, Klinik für Kinder- und Jugendpsychiatrie der Universität Marburg, Hans-Sachs-Straße 6, W-3550 Marburg/Lahn

Müller, W. E., Prof. Dr. rer. nat., Abteilung Psychopharmakologie am Zentralinstitut für Seelische Gesundheit, Postfach 122120, W-6800 Mannheim

Neumärker, K.-J., Prof. Dr. med., Klinik für Psychiatrie und Neurologie des Kindes- und Jugendalters, Zentrum für Nervenheilkunde, Medizinische Fakultät (Charité) der Humboldt-Universität zu Berlin, Schumann-Straße 20/21, O-1040 Berlin

Poustka, F., Prof. Dr. med., Zentrum der Psychiatrie, Abteilung für Kinder- und Jugendpsychiatrie der Universität Frankfurt, Deutsch-Orden-Straße 50, W-6000 Frankfurt am Main 71

Rothenberger, A., Prof. Dr. med., Kinder- und Jugendpsychiatrische Klinik am Zentralinstitut für Seelische Gesundheit, Postfach 122120, W-6800 Mannheim 1

Stichwortverzeichnis